करें तैयारी माँ बनने की

क्या आप माँ बनने जा रही हैं.....?

वी एण्ड एस पब्लिशर्स

प्रकाशक

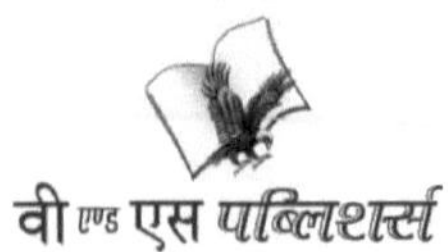

वी एण्ड एस पब्लिशर्स

F-2/16, अंसारी रोड, दरियागंज, नई दिल्ली-110002
☎ 23240026, 23240027 • फैक्स: 011-23240028
E-mail: info@vspublishers.com • *Website:* www.vspublishers.com

क्षेत्रीय कार्यालय : हैदराबाद
5-1-707/1, ब्रिज भवन (सेन्ट्रल बैंक ऑफ इण्डिया लेन के पास)
बैंक स्ट्रीट, कोटी, हैदराबाद-500 095
☎ 040-24737290
E-mail: vspublishershyd@gmail.com

शाखा : मुम्बई
जयवंत इंडस्ट्रिअल इस्टेट, 2nd फ्लोर - 222,
तारदेव रोड अपोजिट सोबो सेन्ट्रल मॉल, मुम्बई - 400 034
☎ 022-23510736
E-mail: vspublishersmum@gmail.com

फ़ॉलो करें: 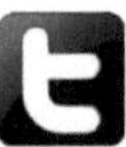 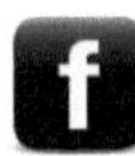 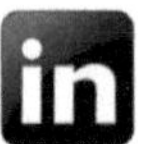

हमारी सभी पुस्तकें **www.vspublishers.com** पर उपलब्ध हैं

संस्करण: 2017

मुद्रक: रेप्रो नॉलेजकास्ट लिमिटेड, ठाणे

प्रस्तावना

गर्भधारण करने से पहले और गर्भधारण के दौरान प्रत्येक स्त्री को अकसर कई प्रकार की समस्याओं का सामना करना पड़ता है। प्रस्तुत पुस्तक में यौन अंगों की कार्यप्रणाली तथा गर्भधारण करने के पश्चात होने वाले शारीरिक परिवर्तनों की छोटी से छोटी जानकारी दी गई है।

आजकल हमारे देश में एकाकी परिवारो की संख्या में बेतहाश वृद्धि देखी जा रही है। ऐसे में गर्भधारण करने जा रही प्रत्येक युवा महिला के लिए मातृत्व सम्बन्धी इन बातों का ज्ञान होना आवश्यक है, ताकि वे प्रसवकालीन होने वाली कठिनाइयों के लिए स्वयं को पहले से तैयार कर एक स्वस्थ्य एवं सुंदर शिशु को जन्म दे सकें। यह पुस्तक उन युवा महिलाओं के लिए भी बेहद उपयोगी है, जो हाल फिलहाल में माँ बनने पर विचार कर रही है।

विषय-सूची

1

मातृत्त्व

'मातृत्त्व' शब्द बहुत ही विस्तृत और व्यापक अर्थ रखता है। यह एक नारी को पूर्णता प्रदान करता है। मातृत्त्व के अभाव में नारी का जीवन अधूरा है। भारतीय नारी को समाज तथा परिवार में सम्मान दिलाने में मातृत्त्व का बहुत बड़ा योगदान है। जो स्त्री मातृत्त्व को नहीं प्राप्त कर पाती है, उसे परिवार तथा समाज में हेय दृष्टि से देखा जाता है। मातृत्त्व की अपूर्णता के कारण उसका जीवन मंगलमय नहीं माना जाता है, फलस्वरूप मांगलिक कार्यों के लिये ऐसी स्त्री को शुभ नहीं माना जाता है। भारतीय नारी के लिये परिवार व समाज में प्रतिष्ठा पाने के लिये मातृत्त्व जरूरी है। मातृत्त्व को सृष्टि का आधार माना जाता है, क्योंकि इससे प्रजाति में निरंतरता बनी रहती है और समाज का अस्तित्त्व कायम रहता है।

'मातृत्त्व' शब्द में 'माँ' शब्द का समावेश है, जिसका तात्पर्य माता से है अर्थात् 'बच्चे को जन्म देने वाली स्त्री'। लेकिन यह 'माँ' शब्द तभी गरिमायुक्त माना जाता है जब कोई माँ जन्म देने के बाद अपने शिशु का पालन-पोषण उचित रूप से करती है जिससे वह बालक आगे चलकर एक सुयोग्य नागरिक बन सके। वही माँ 'सुजननी' कहलाती है, जो जन्म के उपरांत शिशु पर अपना सर्वस्व न्योछावर कर उसके जीवन को सुखी बनाने का प्रयत्न करती है तथा समाज के सुयोग्य नागरिक के रूप में उसका विकास करती है। अगर मातृत्त्व का अर्थ केवल सन्तानोत्पत्ति ही हो तो एक माँ तथा मादा जानवर में कोई अन्तर नहीं रह जायेगा, क्योंकि एक मादा जानवर भी अपने बच्चे को जन्म देती है। अतः सफल मातृत्त्व का अर्थ 'सुसंतान की प्राप्ति' तथा 'शिशु कल्याण' दोनों है।

मातृकला क्या है? (What is Mothercraft)

मातृकला दो शब्दों से मिलकर बना है–मातृ और कला। मातृ से तात्पर्य माता अथवा बच्चे को जन्म देने वाली स्त्री से है। 'मातृ' शब्द के साथ जुड़ा हुआ शब्द 'कला' इसे पूर्णता प्रदान करता है। 'कला' से तात्पर्य माँ की उन सभी योग्यताओं से है जिनके द्वारा वह संतान को जन्म देती है, उसके बाद उसका पालन-पोषण करती है जिससे बालक का सर्वांगीण विकास होता है। शिशु प्रकृति की एक अनमोल कृति है इसलिये इसे सजाना-सँवारना भी माता-पिता का ही उत्तरदायित्व है। शिशु को जन्म देकर ही अपने मातृत्त्व को सफल मान लेना तथा अपने कर्त्तव्य की इतिश्री समझ लेना उचित नहीं है। मातृत्त्व तभी सार्थक माना जाता है। जब संतान सुयोग्य बनकर परिवार एवं समाज दोनों के लिये कल्याणकारी सिद्ध हो।

आदर्श माँ बनने के लिए और संतान की उचित पालन-पोषण और सर्वांगीण विकास के लिये हर गर्भवती को 'मातृकला' एवं 'शिशु पालन' का विधिवत ज्ञान होना जरूरी है। वर्तमान समय में

जब औद्योगिक विकास के परिणामस्वरूप एकाकी परिवारों की वृद्धि अधिक संख्या में हो रही है, इस समय तो गर्भवतियों के लिये इसका ज्ञान होना बहुत जरूरी है जिससे कि वे स्वस्थ शिशु को जन्म दे सकें। पूर्व प्रसव तथा प्रसवकालीन कठिनाइयों से बचने के लिए भी मातृकला का ज्ञान होना आवश्यक है। प्रसव के बाद स्वयं की तथा शिशु की उचित रूप से देखभाल करने तथा विकास की विभिन्न अवस्थाओं में शिशु का सर्वांगीण विकास करने के लिए भी इस कला का ज्ञान होना जरूरी है। मातृ एवं शिशु के मृत्यु के आँकड़ों को देखने से ज्ञात होता है कि अन्य कारणों के साथ-साथ बाल एवं शिशु-मृत्यु का एक कारण 'मातृत्त्व सुरक्षा तथा शिशु-पालन के यथोचित ज्ञान' का अभाव भी है। वर्तमान में इस समस्या के समाधान एवं गर्भवतियों को सुखद मातृत्त्व प्राप्त करने के लिये यह जरूरी है कि उन्हें मातृकला तथा शिशु-पालन की जानकारी दी जाये, जिससे वे गर्भकालीन अवस्था में होने वाले विकास, सुरक्षा, सुरक्षित प्रसव एवं प्रसवोपरांत शिशु की उपयुक्त देखभाल के विषय में सही जानकारी प्राप्त कर सकें। वर्त्तमान समय में बालिकाओं को गृहविज्ञान की शिक्षा देकर मातृकला एवं शिशु पालन से सम्बन्धित बातों की जानकारी प्रदान की जा रही है।

मातृत्व से बंचित क्यों होती हैं आधुनिक युवतियाँ?

संतानहीनता के कई कारण होते हैं। तकनीकी रूप से देखा जाए तो अंडाणु न बन पाना, फैलोपियन ट्यूब खराब होना, शुक्राणु के विकार तथा अन्य। करीब 15 से 30 प्रतिशत तक में कोई कारण नहीं पता चलता, इसे अनजानी निःसंतान कहते हैं। सर्वाधिक कारणों में शुक्राणुओं का विकार, फैलोपियन ट्यूब का खराब होना देखने में आता है और करीब 10 से 30 प्रतिशत युगलों के संतानहीनता के एक से ज्यादा कारण रहते हैं। इसके अलावा कुपोषण, तनाव, मोटापा, प्रदूषण आदि भी इस समस्या को बढ़ावा देते हैं। आजकल इस समस्या में बढ़ोतरी होती देखी गई है। देर से शादी, बढ़ते हुए यौन रोग, कार्यक्षेत्र में बढ़ता हुआ रसायनिक प्रदूषण और करियर की दौड़ में गर्भाधान को टालना सभी इस बढ़ोतरी में उत्तरदायी हैं।

मातृकला का महत्त्व (Importance of Mothercraft)

मातृकला का प्रमुख महत्त्व निम्नलिखित हैं–

1. **सुरक्षित प्रसव व शिशु-विकास में उपयोगी**–मातृकला की जानकारी से एक माँ को यह जानकारी मिलती है कि सम्पूर्ण गर्भकालीन अवस्था में वह किस प्रकार का भोजन करे, किस प्रकार के वस्त्र पहने, किस तरह के व्यायाम करे, कैसा साहित्य पढ़े आदि, जिससे गर्भ में स्वस्थ शिशु का विकास हो एवं प्रसव के समय किसी भी तरह की कठिनाई उत्पन्न न हो।
2. **यौन शिक्षा प्रदान करना**–मातृकला के अध्ययन से बालिकाओं को यौन शिक्षा की जानकारी मिलती है, क्योंकि इसमें स्त्री-पुरुष के प्रजनन अंगों की रचना तथा बालिकाओं में होने वाले शारीरिक परिवर्तनों के विषय में पूरी जानकारी दी गई है।
3. **प्रसव पूर्व, प्रसवकालीन एवं प्रसवोपरांत देखभाल में सहायक**– मातृकला के अध्ययन से यह जानकारी मिलती है कि सुरक्षित प्रसव के लिये प्रसव से पूर्व किन सावधानियों की जरूरत होती है, प्रसव के समय किस वस्तुओं की जरूरत होती है जिससे माँ तथा शिशु को किसी प्रकार का संक्रमण न हो एवं वे स्वस्थ रहें। इसी प्रकार प्रसव के बाद माँ तथा शिशु की देखभाल किस प्रकार की जाये, इन सभी बातों की जानकारी भी प्राप्त होती है।
4. **नवजात शिशु के पालन-पोषण का ज्ञान**–मातृकला के अध्ययन से शिशु के पालन पोषण के विषय में ज्ञान प्राप्त होता है। शिशु-पालन के अन्तर्गत यह बताया जाता है कि नवजात शिशु

को किस प्रकार दूध पिलाना चाहिये, किस प्रकार उसके शरीर की सफाई करनी चाहिये, किस प्रकार व्यायाम करना चाहिये। स्वास्थ्य रक्षा के लिये कब-कब कौन से टीके लगवाने चाहिये, जिससे शिशु शारीरिक रूप से स्वस्थ रहे। शारीरिक विकास के साथ-साथ मानसिक, सामाजिक तथा संवेगात्मक विकास के लिये किन-किन बातों को ध्यान में रखना चाहिये, इन सभी बातों की जानकारी मातृकला एवं शिशु पालन के अध्ययन से प्राप्त होती है।

5. **बालक एवं बालिकाओं के व्यक्तित्त्व का निर्माण करना**—बालक एवं बालिकाओं के सर्वांगीण विकास, चरित्र निर्माण एवं स्वस्थ आदतों के विकास में मातृकला तथा शिशु-पालन का ज्ञान मद्दगार होता है। क्योंकि मातृकला के अध्ययन से बालक एवं बालिकाओं के सामान्य व्यवहारों के विषय में माता-पिता को समझने में सुविधा होती है। अगर उससे बालक व बालिकाओं में कोई अनुचित आदतें अथवा व्यवहार बिकसित होते हैं तो वे शीघ्र ही उनका समाधान कर उनमें अच्छी आदतों का विकास कर अच्छे चरित्र का निर्माण करती हैं। इससे बालक एवं बालिकाओं के सर्वांगीण विकास में मदद मिलती है।

6. **शिशु के सामान्य व संक्रामक रोगों के सम्बन्ध में जानकारी देकर, बचाव व उपचार में सहायता पहुँचाना**—मातृकला का ज्ञान माता-पिता को यह बताता है कि किन-किन असावधानियों से शिशुओं को कौन-कौन से साधारण व संक्रामक रोग हो सकते हैं, इसके अलावा यह रोगों से बचाव तथा उपचार की जानकारी भी प्रदान करता है जिससे माता-पिता को शिशुओं की रोगों से रक्षा में मद्द मिलती है। रोग न हो इसके लिये कौन से टीके कब लगवाये जायें, इसकी जानकारी भी मातृकला एवं शिशु-पालन के अध्ययन से प्राप्त होती है।

7. **बालिकाओं को भविष्य में अच्छी पत्नी, सफल गृहिणी तथा अच्छी माँ बनने में सहायता करना**—मातृकला के अध्ययन से बालिकाओं को विभिन्न विषयों का ज्ञान प्राप्त होता है। जैसे—पूर्व प्रसव गर्भकालीन सुरक्षा, प्रसवकालीन तैयारी, सुरक्षित प्रसव के उपाय, नवजात शिशु की देखभाल, नवजात शिशु का भोजन, वस्त्र, व्यायाम, स्वास्थ्य रक्षा आदि। इन सभी बातों की जानकारी से एक बालिका भविष्य में अच्छी माँ और सुगृहिणी बन सकती है।

8. **माँ तथा शिशु की मृत्यु की समस्या के समाधान में सहायक**—वर्त्तमान समय में भारतवर्ष में मातृ एवं शिशु-मृत्यु की समस्या विकराल रूप धारण कर चुकी है। यों तो इसके कई कारण हैं लेकिन उनमें से एक मातृकला का ज्ञान न होना भी है। मरने वाली स्त्रियों में ज्यादातर प्रसव के दौरान मर जाती हैं। इसी प्रकार शिशु-मृत्यु में भी उन बच्चों का प्रतिशत अधिक है, जिनकी गर्भावस्था में या जन्म के समय या जन्म के पश्चात् दो वर्ष के अन्दर ही मृत्यु हो जाती है। इस समस्या के समाधान में मातृकला एवं शिशु-पालन का ज्ञान मद्दगार हो सकता है, क्योंकि

मातृत्व सुख प्राप्त करने वाली महिलाओं को दें स्तनपान की जानकारी?

जो महिलाएँ पहली बार शिशु को जन्म देती हैं, उन्हें स्तनपान सम्बन्धी प्रमुख जानकारी पहले ही दे देनी चाहिए। जन्म के पश्चात बच्चे को सर्वप्रथम स्तनपान की ही आवश्यकता होती है। ज्यादातर महिलाओं को गर्भधारण से पहले ही ये ज्ञान होता है कि उन्हें अपने शिशुओं को स्तनपालन कराना होगा, अतः जन्म पूर्व कक्षाओं में, दैनिक प्रगति एवं प्रारंभिक स्तनपान के व्यवस्थापन के सम्बन्ध में बातचीत का समय लेना चाहिये।

मातृकला का ज्ञान उन सभी बातों की जानकारी देता है जिससे सम्पूर्ण गर्भकाल में माँ शारीरिक रूप से स्वस्थ रहे तथा गर्भ की सुरक्षा कर सके। सुरक्षित तथा सामान्य प्रसव के लिये आवश्यक जानकारी भी मातृकला के द्वारा दी जाती है। जन्म के बाद शिशु का किस प्रकार पालन-पोषण करें जिससे की वह समाज के सुयोग्य नागरिक एवं सुसंतान का दायित्व निर्वाह कर सके, इसकी जानकारी भी मातृकला के द्वारा दी जाती है।

9. **परिवार नियोजन को सफल बनाने में सहायक**–मातृकला के ज्ञान से अप्रत्यक्ष रूप से परिवार नियोजन कार्यक्रम का प्रचार-प्रसार होता है। मातृकला का अध्ययन यह बताता है कि सुसंतान की प्राप्ति किस प्रकार करें। अगर माता-पिता में संतानोत्पत्ति के लिये सभी प्रकार की योग्यतायें नहीं हैं तो गर्भधारण न करें और तब तक के लिये कृत्रिम साधनों को अपनाकर परिवार नियोजित करें। प्राकृतिक रूप से भी किस प्रकार संयम द्वारा गर्भाधान को स्थगित किया जाता है, इस बात की भी जानकारी मातृकला के ज्ञान से होती है। इसके अलावा परिवार नियोजन के सभी कृत्रिम उपायों की जानकारी देकर लोगों के मन में परिवार नियोजन के प्रति विकसित गलत धारणाओं को दूर करने में भी यह सहायक है। मातृकला का अध्ययन इस बात की जानकारी देता है कि संतान को ईश्वरीय देन न मानें, बल्कि जब आप चाहेंगे तभी संतान की प्राप्ति कर सकते हैं।

10. **कुप्रथाओं और अंधविश्वासों को समाप्त करने में सहायक**–मातृकला का ज्ञान मातृत्त्व एवं शिशु-पालन से सम्बन्धित नाना प्रकार के अंधविश्वासों तथा सामाजिक कुप्रथाओं को खत्म करने में सहायक है जैसे–संतानहीन स्त्री को अमंगलकारी मानना, गर्भकालीन कष्टों और समस्याओं का सामान्य प्रक्रिया मानकर उनका उपचार न करना, प्रसव के समय तथा प्रसव के बाद एक माह तक गर्भवती माँ को अछूत मानकर पहनने तथा ओढ़ने बिछाने के लिये गंदे व पुराने वस्त्रों को देना, घर पर प्रसव कराना, भूत-प्रेत और हवा के डर से माँ तथा नवजात शिशु को एक माह तक अंधेरे तथा बंद कमरे में रखना, रोग होने पर घर में झाड़-फूँक कराना, संतान को ईश्वर की देन मानकर परिवार नियोजन के तरीकों को न अपनाना, गर्भवती स्त्री के भोजन पर ध्यान न देना आदि समस्याओं तथा कुप्रथाओं का निराकरण करने में मातृकला एवं शिशु-पालन का ज्ञान सहायक होता है।

11. **शिशुओं के सर्वांगीण विकास में सहायक**–मातृकला का ज्ञान न केवल संतान की उत्पत्ति के तरीके ही बताता है बल्कि यह माता-पिता को आवश्यक निर्देश भी देता है कि वे किस प्रकार अपने बच्चे का पालन-पोषण करें जिससे वह समाज तथा राष्ट्र के सुयोग्य नागरिक के रूप में विकसित होकर समाज तथा राष्ट्र की प्रगति में अपना योगदान दें।

12. **स्वस्थ मातृत्त्व पाने में सहायता**–मातृकला के अध्ययन से एक स्त्री को यह जानकारी मिलती है कि सफल मातृत्त्व के लिये कौन-कौन सी योग्यतायें जरूरी हैं। नये जीव के विकास के लिये माँ में ही नहीं बल्कि पिता में भी जैविकीय योग्यतायें होना आवश्यक है। अगर कोई स्त्री माँ नहीं बन पाती है तो इसका कारण पुरुष की शारीरिक कमी भी हो सकती है। इसके अलावा आर्थिक तथा मनोवैज्ञानिक योग्यता भी स्वस्थ मातृत्त्व का एक भाग है। अगर स्त्री तथा पुरुष नये जीव को किसी कारणवश स्वीकार करने में असमर्थ हैं अथवा आर्थिक रूप से कमजोर होने कारण वे शिशु के पालन-पोषण में असमर्थ हैं तो इसका दुष्प्रभाव शिशु-विकास पर पड़ता है। अतः सफल मातृत्त्व के लिये आवश्यक योग्यताओं की जानकारी मातृकला के अध्ययन करने से ही प्राप्त होती है।

मातृकला का क्षेत्र (Scope of Mothercraft)

मातृकला का क्षेत्र निम्नलिखित पहलुओं के तहत निर्धारित किया जा सकता है–

1. **गर्भकालीन समस्याओं तथा उनके उपचार का अध्ययन**–सामान्य रूप से गर्भकालीन कष्ट तथा समस्यायें गर्भावस्था के प्राकृतिक लक्षण हैं, जिनसे भयभीत होने की जरूरत नहीं बच्चों के पालन-पोषण करने है, मात्र कुछ सावधानियाँ अपेक्षित रहती हैं। मातृकला तथा बच्चे के पालन सम्बन्धी अध्ययन इन सभी समस्याओं एवं कष्टों की जानकारी देता है, साथ ही उनके निराकरण के विषय में भी बताता है। इसके अध्ययन से गर्भवती स्त्री मानसिक रूप से परेशान नहीं होती है तथा गर्भकालीन अवस्था को सामान्य प्रक्रिया मानती है।
2. **प्रसव पूर्व तैयारी का ज्ञान**–मातृकला के अन्तर्गत प्रसव पूर्व की तैयारी यथा–प्रसव के लिये जरूरी सामान, उचित डॉक्टर का चुनाव, प्रसव के लिये उचित स्थान का चुनाव, गर्भवती स्त्री एवं नवजात शिशु के लिये वस्त्रों का चुनाव आदि बातों का अध्ययन किया जाता है जिससे प्रसव के समय सुविधा रहती है।
3. **प्रसव प्रक्रिया और नवजात शिशु एवं प्रसूता की देखभाल का ज्ञान**–मातृकला के तहत प्रसव प्रक्रिया, प्रसव पूर्व लक्षण और शिशु जन्म के पश्चात् नवजात शिशु तथा प्रसूता की देखभाल के विषय में अध्ययन किया जाता है।
4. **शिशुओं के पालन-पोषण के विभिन्न पहलुओं का ज्ञान**–मातृकला शिशुओं के सर्वांगीण विकास के लिये, बाल विकास के विभिन्न पहलुओं का ज्ञान प्रदान करता है। इसके अध्ययन से बाल विकास के मूलभूत आवश्यकताओं तथा उनकी पूर्ति के विषय में ज्ञान प्राप्त होता है जिससे शिशुओं के सर्वांगीण विकास में मदद मिलती है।
5. **बाल-पोषण का ज्ञान**–मातृकला के अन्तर्गत बाल-पोषण की विभिन्न विधियों की की जानकारी दी जाती है। उदाहरण के लिए दूध पिलाना, वस्त्र, स्वच्छता आदि। इस विद्या से बाल-पोषण में मदद मिलती है, जिससे शिशु का सर्वांगीण विकास सम्भव हो सके।
6. **शिशुओं में होने वाले सामान्य तथा संक्रामक रोगों का अध्ययन**–मातृकला के अन्तर्गत बाल्याकाल में होने वाले विभिन्न प्रकार के सामान्य रोगों के लक्षणों, कारणों एवं उपचार के विषय में ज्ञान प्राप्त किया जाता है। इसके अलावा मातृकला के तहत स्वास्थ्य रक्षा के लिये टीकाकरण के विषय में भी जानकारी मिलती है, जिससे शिशुओं को संक्रामक रोगों से बचाने तथा उन्हें स्वस्थ रखने में मदद मिलती है।
7. **मातृ-शिशु समस्या का ज्ञान**–मातृकला के तहत बढ़ती हुई मातृ-शिशु समस्या के कारणों तथा समाधान पर प्रकाश डाला जाता है। इसके ज्ञान से माता-पिता जागरूक होकर स्वयं इस समस्या के समाधान में सहयोग प्रदान कर सकते हैं।
8. **बाल-विकास के विभिन्न पहलुओं का ज्ञान**–मातृकला के तहत बाल-विकास के विभिन्न पहलुओं का ज्ञान प्राप्त किया जाता है, यथा–शारीरिक, मानसिक, और संवेगात्मक विकास आदि। इससे शिशुओं के सर्वांगीण विकास में मदद मिलती है।
9. **बाल-विकास की असामान्यताओं का ज्ञान**–मातृकला के तहत बाल-विकास के विभिन्न क्षेत्रों में होने वाले शारीरिक व मानसिक दोषों, अस्वस्थ आदतों, व्यवहारात्मक समस्याओं, बाल अपराध एवं उनके कारण व निराकरण का अध्ययन किया जाता है। इससे माता-पिता को असामान्य बालक एवं बालिकाओं के पालन-पोषण में भी मदद मिलती है।

10. **परिवार कल्याण कार्यक्रम का ज्ञान**–मातृकला के तहत परिवार कल्याण की दृष्टि से परिवार नियोजन की उपयोगिता, परिवार को नियोजित करने का तरीका एवं परिवार कल्याण कार्यक्रम में संलग्न विभिन्न संस्थाओं तथा उनके क्रिया-कलापों का अध्ययन किया जाता है।
11. **मातृत्त्व के लिये जरूरी बातों का ज्ञान**–मातृकला के अन्तर्गत गर्भधारण करने से पूर्व जरूरी आवश्यकताओं का अध्ययन किया जाता है, जिससे उन्हें संतान के पालन-पोषण में मदद मिलती है।
12. **प्रजनन तंत्र का ज्ञान**–मातृकला के अन्तर्गत स्त्री और पुरुष के प्रजनन तंत्र की रचना एवं कार्यों की जानकारी मिलती है, जिससे गर्भाधान प्रक्रिया एवं यौन सम्बन्धों को सरलता से समझा जा सकता है।
13. **शिशु के गर्भकालीन विकास का ज्ञान**–मातृकला के तहत स्त्री और पुरुष के शारीरिक सम्बन्धों से सम्पन्न होने वाली 'गर्भाधान प्रक्रिया' और गर्भ में शिशु के विकास की सम्पूर्ण प्रक्रिया का अध्ययन किया जाता है जिससे गर्भकाल को सुरक्षित रखने में सहायता प्राप्त होती है। इसके अलावा गर्भावस्था के लक्षण एवं गर्भकालीन समस्याओं का अध्ययन किया जाता है।
14. **गर्भकालीन सुरक्षा का ज्ञान**–मातृकला के तहत इस बात का अध्ययन किया जाता है कि शिशु के समुचित विकास के लिये सम्पूर्ण गर्भकालीन अवस्था में कौन-कौन सी सावधानियाँ अपेक्षित हैं। उदाहरण के लिए गर्भवती स्त्री का भोजन, व्यायाम, निद्रा, स्वास्थ्य परीक्षण और मानसिक स्वास्थ्य आदि। इन सभी बातों के अध्ययन से गर्भवती को शारीरिक तथा मानसिक रूप से स्वस्थ रखकर स्वस्थ शिशु को जन्म देने में मदद मिलती है।

2

यौन अंगों की कार्य प्रणाली

प्रकृति में विद्यमान सभी जीव अपने ही समान जीवों को जन्म देते हैं, इस प्रक्रिया को प्रजनन कहा जाता है। इस तरह प्रजनन एक ऐसी प्रक्रिया है जिसके द्वारा जीव अपने समान शिशु को जन्म देकर अपनी वंश परम्परा को कायम रखता है। प्रकृति के महत्त्वपूर्ण कार्यों में से प्रजनन भी एक महत्त्वपूर्ण कार्य है। प्रजनन के लिए प्रकृति ने हर विकसित जीव-जन्तु में नर एवं मादा जाति उत्पन्न की है तथा उनमें ऐसे अंग बनाए हैं जिनकी सहायता से उनमें माता-पिता के समान ही भ्रूण उत्पन्न होते हैं। मैथुन की क्रिया से नर किसी मादा के शारीरिक सम्बन्ध स्थापित कर उसके शरीर में गर्भ ठहराते हैं, जिससे नए जीव की सृष्टि आरंभ होती है। स्त्री तत्त्व एवं पुरुष तत्त्व को उत्पन्न करने वाले मुख्य अंग स्त्री में डिम्ब ग्रन्थि और पुरुष में अण्ड ग्रन्थि होते हैं। अण्ड ग्रन्थियों को वृषण के नाम से भी जाना जाता है।

नर प्रजनन अंग (Male Reproduction)

सामान्य रूप से पुरुषों के जनन तंत्र में बाहरी और आन्तरिक ढाँचा होता है। बाहरी ढाँचे में लिंग और पुरुषों के अण्डकोश होते हैं। आन्तरिक ढांचे में अण्डग्रन्थि, शुक्रवाहिका, प्रोस्टेट, एपिडिडाइमस और शुक्राशय होता है।

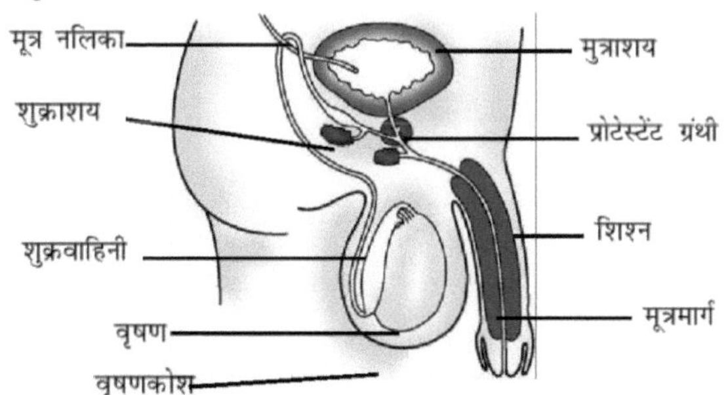

चित्र : पुरुष प्रजनन तंत्र

बाहरी ढाँचे के मुख्य लक्षण–लिंग पुरुष अंग है जिसका उपयोग मूत्रत्याग एवं सम्भोग के लिए किया जाता है। यह लचीले टिशू और रक्तवाहिकाओं से बना है। अण्डकोश लिंग के दोनों ओर स्थित बाहरी थैलियों की एक जोड़ी होती है जिसमें अण्डग्रन्थि होती है।

नर प्रजनन अंग के दो मुख्य भाग हैं–

1. वृषण कोश और
2. शिश्न।

आन्तरिक ढाँचे के मुख्य लक्षण–आन्तरिक ढाँचे में अण्डग्रन्थि, शुक्रवाहिका, एपिडिडाइमस और शुक्राशय होता है। अण्डग्रन्थि में वीर्य और टैस्टोस्ट्रोन नामक हॉरमोन उत्पन्न होते हैं। पूर्ण परिपक्वता प्राप्त करने तक वीर्य एपिडाइमस में संचित रहता है। शुक्रवाहिका वे नलियाँ हैं, जो वीर्य को शुक्राशय तक ले जाती हैं जहाँ पर लिंग द्वार से बाहर निष्कासित करने से पहले वीर्य को संचित किया जाता है। प्रोस्टेट पुरुषों की यौन ग्रन्थि होती है। यह लगभग एक अखरोट के माप का होता है, जो कि ब्लैडर और युरेथरा के गले को घेरे रहता है–युरेथरा वह नली है, जो ब्लैडर से मूत्र ले जाती है। प्रोस्टेट ग्रन्थि से हल्का सा खारा तरल पदार्थ निकलता है, जिस तरल पदार्थ में शुक्राणु रहता है।

वृषण कोष (Testis Sac)

इसमें दो वृषण अथवा अण्डग्रन्थियाँ होती हैं। ये दोनों वृषण शिश्न की जड़ के नीचे रहते हैं। वृषण से एक नली उदर गुहा की ओर जाती है, जिसे शुक्रवाहिका कहते हैं। इसी के द्वारा वीर्य बाहर आता है। शुक्र वाहिनी दो विशेष थैलियों में जाकर मिलती है, जिन्हें शुक्राशय के नाम से जाना जाता है। इन थैलियों के ऊपर मूत्राशय स्थित रहता है तथा मूत्रमार्ग इन थैलियों के मध्य में से निकलता है। इन दो थैलियों से जो पतली नली निकलती है, वह मूत्रमार्ग के साथ मिल जाती है। इस नली को स्खलनीय नलिका भी कहते हैं। इस नली के आस-पास दो ग्रन्थियाँ स्थित होती हैं, जिन्हें प्रोस्टेट ग्रन्थियाँ कहते हैं। ये लट्टू के आकार की ग्रन्थि होती हैं जो मूत्राशय के नीचे स्थित होती हैं। इससे निकलने वाला रस कई पतली नलिकाओं द्वारा स्खलनीय नली में आकर वीर्य के साथ मिश्रित हो जाता है। प्रोस्टेट ग्रन्थि के नीचे मूत्रमार्ग के दोनों ओर मटर के दाने के आकार की दो ग्रन्थियाँ होती है जिसका रंग पीला होता है। इसमें एक विशेष प्रकार का रस बनता है। यह रस पतली नलिकाओं द्वारा प्रवाहित होकर वीर्य के साथ मिल जाता है।

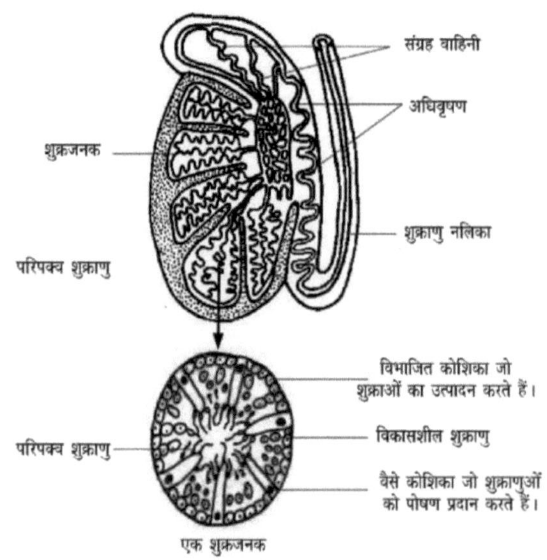

चित्र : वृषण कोष की आंतरिक

वीर्य वृषणों में बनने वाला एक विशेष प्रकार का तरल पदार्थ है। इसमें लाखों शुक्राणु

होते हैं। शुक्राणु अत्यन्त सूक्ष्म होते हैं, जिन्हें सूक्ष्मदर्शी यन्त्र द्वारा देखा जा सकता है। इनका निर्माण वृषणों में ही होता है। निर्माण के बाद शुक्राणु शुक्रवाहिनी के द्वारा शुक्राशय में जमा हो जाते हैं, जो स्खलनीय नलिका द्वारा बाहर निकलता है। इस प्रकार नर में मूत्र एवं वीर्य के निष्कासन का एक ही रास्ता होता है। प्रोस्टेट ग्रन्थि का रस वीर्य के गाढ़ेपन को कम करके उसे तरल बनाता है। यह रस वीर्य को रंग भी देता है।

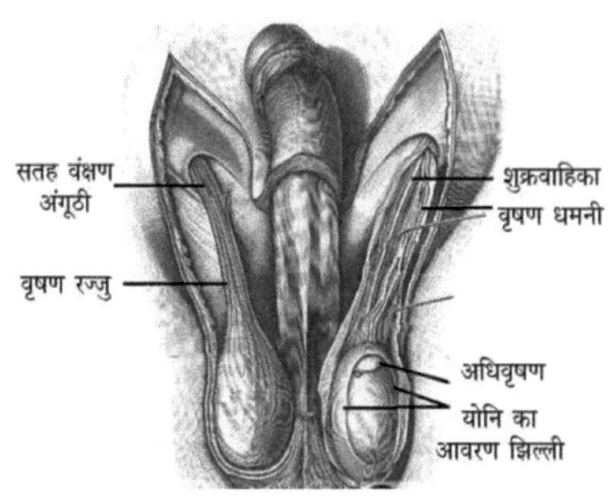

वृषण की सरंचना

वृषण में कई पतली मुड़ी हुई नलिकाएँ एक विशेष प्रकार के संयोजक तन्तुओं के द्वारा जुड़ी रहती हैं। इनको सेमिनिफेरस अथवा शुक्रजनक प्रणालिकाएँ के नाम से जाना जाता है। ये गुच्छों के रूप में भरी रहती हैं। सारी ग्रन्थि में लगभग 1,000 नलिकाएँ होती हैं जिनकी लम्बाई 35 सेमी. से 70 सेमी. तक होती है। इन्हें खोलकर बिछाने से 800 मीटर से अधिक लम्बी लाइन बन जायेगी। ये नलिकाएँ ऊपर की ओर जाकर एक मोटा-सा उपाण्ड (Epididymis) बना देती हैं। यह वृषण के नीचे की ओर मुड़ती हैं तथा इसका व्यास शनैः-शनैः कम होने लगता है। यह उदर के भीतर पहुँचकर शुक्राशय में प्रवेश करती है। इस नलिका को शुक्रवाहिनी कहते हैं।

वृषण के भीतर कोष्ठों में स्थित सूक्ष्म नलिकाएँ ही शुक्राणुओं को पैदा करती हैं। इन सूक्ष्म नलिकाओं में दो तरह की कोशिकाएँ पाई जाती हैं–एक गोल अथवा घनाकार और दूसरी स्तंभकार। गोल कोशिकाएँ शुक्राणुओं की उत्पत्ति करती हैं, दूसरी दण्डाकार कोशिकाएँ केवल आश्रय देते हैं। गोल कोशिकाओं को सरटोली कोशिका भी कहते हैं। ये विशेष प्रकार के विकास क्रम द्वारा शुक्राणु में बदल जाती हैं, अतः इन्हें शुक्रोत्पादक कोष भी कहते हैं। दण्डाकार कोशिकाओं की लम्बाई 11 मिली. होती है, जिन्हें स्पर्मटोनिया कहते हैं।

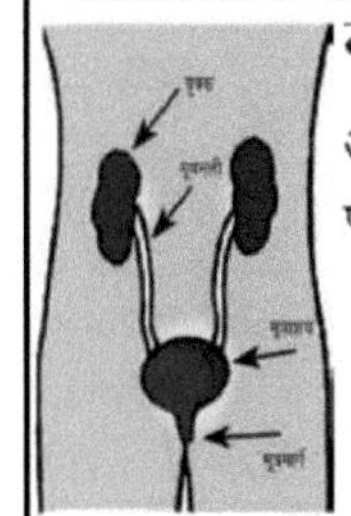

जानें अण्डग्रन्थि से सम्बन्धित समस्याएँ

अण्डग्रन्थि के क्षेत्र में पीड़ा के सामान्य कारण–

पीड़ा के सामान्य कारण हो सकते हैं–

1. घाव
2. अण्डग्रन्थि में ऐंठन
3. अण्डग्रन्थि में कैंसर।

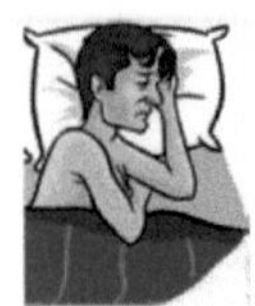

अण्डग्रन्थि का ऐंठन–
यह वह स्थिति है जब कि वीर्य नली जिस सहारा देने वाली नली से अण्डग्रन्थि जुड़ी होती है, उसी पर वे मुड़ जाती है जिससे कि अण्डग्रन्थि में रक्त की आपूर्ति कट जाती है। ऐसे में अण्डकोश नीलवर्ण से बैंगनी रंग में बदल जाता है और बहुत पीड़ा देता है। यह रोग की आपातस्थिति है, ऐसी स्थिति उत्पन्न होने पर एक दम बताना चाहिए।

अण्डग्रन्थि में कैंसर का खतरा पैदा करने वाली चीजें–
अण्डग्रन्थि में कैंसर की सम्भावना बढ़ जाती है। इनमें जन्मजात समस्या जैसे कि नीचे न होने वाली अण्डग्रन्थि का पारिवारिक इतिहास, अण्डकोश में चोट लगने का इतिहास शामिल हैं।

अण्डग्रन्थि में कैंसर के सम्भावित प्रारम्भिक संकेत–
प्रारम्भिक स्थिति में हो सकता है कि कोई संकेत न मिले क्योंकि इसमें दर्द नहीं होता। कई रोगी उसे हानिविहीन भी समझ सकते हैं और अपने फिजिशियन का ध्यान उधर ले जाने में देर कर देते हैं। लक्षणों में शामिल हैं–(1) अण्डग्रन्थि मे छोटा, दर्द विहीव लम्प, (2) अण्डग्रन्थि का बढ़ना (3) अण्डग्रन्थि में भारीपन (4) अण्डग्रन्थि में पीड़ा (5) अण्डग्रन्थि की अनुभूति में बदलाव (6) पुरुष की छातियों और निप्पलों का बढ़ जाना (7) अण्डकोश में अचानक तरल पदार्थ या रक्त का भर जाना।

वृषण के कार्य

वृषण के दो मुख्य कार्य होते हैं–(1) शुक्राणुओं का निर्माण तथा (2) पुरुष हार्मोन का उत्पादन।

(1) शुक्राणुओं का निर्माण–सबसे पहले विशेष तरह के कोष के रूप में शुक्राणु पैदा होते हैं जिसको स्पर्मेटोसाइट कहते हैं। यह दो भागों में विभाजित होता है जिन्हें स्पर्मेटिड्स कहते हैं। प्रत्येक स्पर्मेटिड में 24 गुणसूत्र पाए जाते हैं। इसमें अपचयात्मक विभाजन होता है। प्रत्येक स्पर्मेटिड एक स्वतन्त्र शुक्राणु में परिवर्तित हो जाता है। कुछ स्पर्मेटिड में Y गुणसूत्र तथा कुछ में X गुणसूत्र पाए जाते हैं। लगभग एक क्यूबिक सेण्टीमीटर वीर्य में छः करोड़ शुक्राणु होते हैं।

शुक्राणु बहुत ही सूक्ष्म होते हैं। इनका आकार पतला, लम्बा और सर्पाकार होता है। इसका आगे का भाग सिर कहलाता है, जो आगे से नुकीला होता है तथा जिसके चारों ओर जीवद्रव्य की एक पतली परत रहती है। सिर के पीछे का भाग ग्रीवा कहलाता है। उसके बाद एक लम्बी पूँछ होती है जिसकी सहायता से शुक्राणु द्रव में तैरता रहता है तथा आगे की ओर गतिशील रहता है। सिर इसका महत्त्वपूर्ण भाग है, जो संयोग के समय अण्डक के भीतर प्रविष्ट हो जाता है। शुक्राणु की लम्बाई 1/10 मिलीमीटर होती है।

(2) पुरुष हार्मोन का उत्पादन–टेस्टोस्टीरोन का उर्त्सजन वृषण से होता है। यह स्टीराइड समूह के अन्तर्गत आता है। एक दूसरे प्रकार का हार्मोन भी जिसे एण्ड्रो स्टीरोन कहते हैं, वृषण से निकलता है। ये हार्मोन पुरुषत्त्व को बनाए रखने में मददगार होता है। पीयूष ग्रन्थियों से निकलने वाला पुटिका उत्तेजक हार्मोन भी वृषण पर प्रभाव डालता है। यह शुक्रोत्पादक कोशों पर क्रिया करके उसके विकास में मदद करता है। पीयूष ग्रन्थि को निकाल देने पर वृषण सूखकर छोटे-छोटे हो जाते हैं।

शुक्राशय

यह मूत्राशय के पीछे स्थित होता है। ये दो फुले हुए कोश होते हैं। इनकी लम्बाई लगभग 5 सेमी. होती है। इनमें शुक्र प्रणाली आकर खुलती है और इनसे एक नलिका प्रोस्टेट ग्रन्थि में होकर मूत्र मार्ग में पहुँचती है और स्त्री के गर्भाशय के द्वार पर पहुँच जाता है।

शिश्न (Penis)

यह पुरुष का वह प्रजनन अंग है, जो संभोग क्रिया में भाग लेता है। जब पुरुष को यौन उत्तेजना होती है तो उसके शिश्न की नसों मे खून भर जाता है। शिश्न बड़े आकार का होकर सख्त और कड़ा हो जाता है। उत्तेजना की चरम स्थिति में वीर्यपात हो सकता है और यदि इस दौरान पुरुष का शुक्राणु, स्त्री के अंडाणु से मिल जाता है तो स्त्री गर्भवती हो जाती है।

यह मैथुन का भाग है, जिसे तीन भागों में बांटा जा सकता है। शिश्न का आकार लम्बे दण्डों के समान होता है तथा इसके मूल से अग्रभाग तक चले जाते हैं। इन्हें दण्डिकाएँ भी कहा जाता है। दो दण्डिकाएँ पास-पास स्थित होते हैं जिन्हें शिश्न रक्तधर काय के नाम से जाना जाता है। तीसरी दण्डिका से होकर मूत्रमार्ग, मूत्राशय से निकलकर शिश्न के अन्त तक चला आता है जिसे शिश्न मूत्रकर काय कहते हैं।

ये दण्डिकाएँ उच्छायी ऊतकों की बनी होती हैं। इन ऊतकों के मध्य में रिक्त स्थान भी होता है जो कोशिकाओं तथा सूक्ष्म धमनियों से घिरे रहते हैं। इनमें रक्त भरा रहता है, जो संकुचित होकर शिरा का मुँह बन्द कर देती है। इस प्रकार की सरंचना के कारण ही शिश्न का उच्छयन होता है अर्थात् उच्छयन के समय कोशिकाओं से अधिक रस आने लगता है तथा रिक्त स्थानों में भर जाता है जबकि शिरा का मुँह बन्द होने के कारण रक्त बाहर नहीं निकल पाता है। इससे शिश्न फूलकर कड़ा हो जाता है। उच्छयन की क्रिया नाड़ियों द्वारा भी नियन्त्रित रहती है। अनुकम्पी नाड़ियों में से होकर जो श्रोणि नाड़ी के द्वारा आते हैं, वे उत्तेजना होने पर रक्त के प्रवाह की गति को तीव्र करती है। मैथुन की क्रिया की समाप्ति पर परानुकम्पी नाड़ियों के आदेश से शिरा का मुँह खुलता है, रक्त बाहर निकल जाता है जिससे शिश्न पुनः ढीला हो जाता है।

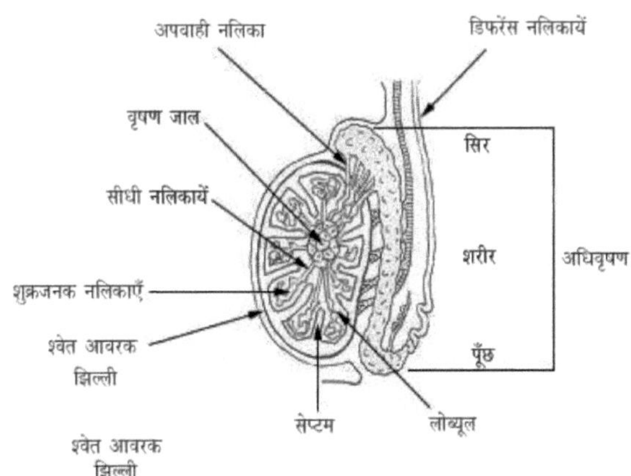

वीर्य

वीर्य वह द्रव्य है जिसमें शुक्राणु तैरते हैं तथा पोषण प्राप्त करते हैं। वीर्य श्वेत रंग का गाढ़ा लसदार पदार्थ है जो पुरुष के मूत्र मार्ग से निकलता है। इसका मुख्य अवयव शुक्राणु है। इसमें कई द्रव्य मिले रहते हैं। शुक्राशय में भी एक द्रव निकल कर वीर्य के साथ मिल जाता है। यह द्रव शुक्राणुओं के जीवन के लिए जरूरी है। शिश्न का प्रमुख कार्य मूत्र तथा वीर्य का निष्कासन है। वीर्यपात के दौरान वीर्य शुक्राणुओं के साथ पुरुष के शिश्न से बाहर निकलते हैं।

पेशाब की नली

यह वह नलिका है, जो मुत्राशय से शुरू होकर शिश्न के अग्र-भाग से एक छिद्र के माध्यम से बाहर निकालता है। इस नलिका के द्वारा यह ध्यान देने वाली बात है कि पेशाब और वीर्य दोनों एक साथ बाहर नहीं निकल सकते।

गीले सपने क्या होते हैं?

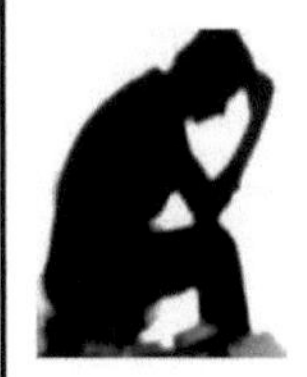

सोते समय लिंग से वीर्य का अनियन्त्रित रूप से निकल जाना गीला सपना कहलाता है। इस तरल पदार्थ का रंग क्रीम जैसा या रंगविहीन होता है। सपनों में यौन उत्तेजना होने पर या कम्बल, पलंग अथवा भरे हुए मूत्राशय से रगड़ लगने पर शारीरिक उत्तेजना से गीले सपने आते हैं। किशोरावस्था में शरीर में होने वाले बहुत से परिवर्तनों में गीले सपने को होना भी स्वाभाविक हैं। यदि किसी को गीले सपने न आते हों तो इसका यह अर्थ नहीं कि कुछ गलत है।

स्त्री प्रजनन अंग (Female Reproduction)

औरतों के जनन तंत्र में बाहरी (जननेन्द्रिय) और आन्तरिक ढाँचा होता है। बाहरी ढाँचे में मूत्राशय (वल्वा) और योनि होती है। आन्तरिक ढाँचे में गर्भाशय, अण्डाशय और ग्रीवा होती है।

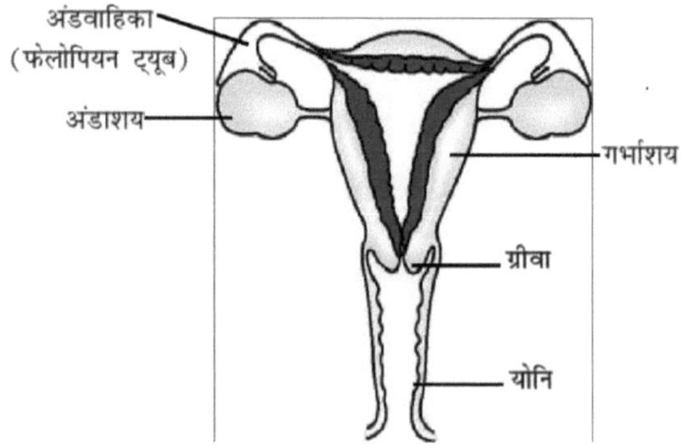

चित्र : मादा जनन तंत्र

स्त्री प्रजनन अंगों को दो भागों में बाँटा गया है—

बाह्य प्रजनन अंग और आन्तरिक प्रजनन अंग।

1. बाह्य प्रजनन अंग—
   - क. मुख्य ओष्ठ,
   - ख. लघु ओष्ठ,
   - ग. योनिद्वार,
   - घ. भगशेफ एवं
   - ङ. हाइमन।
2. आन्तरिक प्रजनन अंग—
   - क. योनि,
   - ख. गर्भाशय,
   - ग. अण्ड वाहिनियाँ एवं
   - घ. अण्डाशय।

बाहरी ढाँचे के मुख्य लक्षण—बाहरी ढाँचे में मूत्राशय (वल्वा) और योनि होती है। मूत्राशय (वल्वा) बाहर से दिखाई देने वाला अंश है जबकि योनि एक मांसल नली है जो कि गर्भाशय और ग्रीवा को शरीर के बाहरी भाग से जोड़ती है। योनि से ही मासिक धर्म का रक्त-स्राव होता है और यौनपरक सम्भोग के काम आती है, जिससे बच्चे का जन्म होता है।

आन्तरिक ढाँचे के मुख्य लक्षण—आन्तरिक ढाँचे में गर्भाशय, अण्डाशय और ग्रीवा होता है। गर्भाशय जिसे सामान्यतः कोख भी कहा जाता है, उदर के निचले भाग में स्थित खोखला मांसल अवयव है। गर्भाशय का मुख्य कार्य जन्म से पूर्व बढ़ते बच्चे का पोषण करना है। ग्रीवा गर्भाशय का निचला किनारा है। यह योनि के ऊपर स्थित होता है और लगभग एक इंच लम्बा होता है। ग्रीवा से रजोधर्म का रक्तस्राव होता है और जन्म के समय बच्चे के बाहर आने का यह मार्ग है। यह वीर्य के लिए योनि से अण्डाशय की ओर ऊपर जाने का रास्ता भी है। अण्डाशय वह अवयव है जिसमें अण्डा उत्पन्न होता है, यह गर्भाशय की नली के अन्त में स्थित रहता है।

बाह्य प्रजनन अंग

मुख्य ओष्ठ

मुख्य ओष्ठ दो परतों की बनी होती है। इनके संयोजक तन्तु एवं वसीय तन्तुओं में स्वेद ग्रन्थियाँ पाई जाती हैं। पुरुषों में पाए जाने वाले वृषण कोश के जैसा ही ये तहें कार्य करती हैं। ये सब एक पतली त्वचा से आच्छादित रहती हैं। मुख्य ओष्ठ में रोम नहीं पाए जाते हैं बल्कि रोम बाहर की ओर ही पैदा होते हैं।

लघु ओष्ठ

लघु ओष्ठ त्वचा की चपटी तह है जिसमें संयोजक तन्तु अधिक तथा वसीय तन्तु नहीं के बराबर पाए जाते हैं। लघु ओष्ठ पीछे की ओर जाकर जुड़ते हैं। लघु ओष्ठ एक पतले परदे की मदद से जुड़े रहते हैं, जिसे फोरशेट कहते हैं। यह प्रथम प्रसव के समय टूट जाता है। इनका कार्य योनिद्वार की रक्षा करना है।

योनिद्वार

लघु ओष्ठ के मध्य के स्थान को प्रघाण (Vestibute) कहते हैं जिसमें बाह्य मूत्र मार्ग एवं योनिद्वार पाए जाते हैं। योनिद्वार शिश्न के प्रवेश, मासिक स्राव के निष्कासन एवं प्रसव के लिए जरूरी है।

भगशेफ

प्रघाण के ऊपर के भाग में भगशेफ पाया जाता है जिसमें उच्छायी तन्तु पाए जाते हैं। पुरुष के जैसा स्त्रियों में भी बार्थोलीन ग्रन्थियाँ पाई जाती हैं। इनमें से एक विशेष प्रकार का श्लेष्मिक स्राव होता है। भगशेफ में नाड़ियों का जाल होता है, जो संभोग के समय उत्तेजना पैदा करता है जिससे श्लेष्मिक स्राव की मात्रा बढ़ती है।

हाइमेन

योनिद्वार पर हाइमेन पाया जाता है। यह एक पतला महीन परदा होता है।

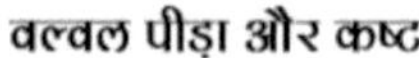

वल्वल पीड़ा और कष्ट

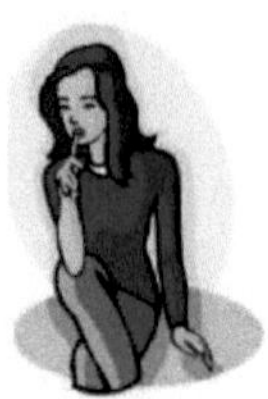

वल्वल क्षेत्र में पीड़ा, खुजली, जलन एवं उत्तेजना का कारण जननेन्द्रिय में संक्रमण (इनफैक्शन) हो सकता है या डरमैटईटिस, एक्जीमा जैसी त्वचा के असंक्रामक रोग हो सकते हैं।

त्वचा के असंक्रामक रोग जो कि वल्वल को पीड़ा या कष्ट देते हैं, उनके कारण होते हैं–

औरत की वल्वा में त्वचा परक ऐसा रोग भी हो सकता है, जो कि संक्रामक नहीं होता और सम्भोग के साथी को नहीं लगाता। जांघिए को धोने के लिए जो साबुन, दुर्गन्धनाशक और प्रक्षालक काम में लाया जाता है उससे जलन की बहुत सम्भावना रहती है।

वल्वा की त्वचा के रोगों का उपचार–

उपचार के लिए सामान्यतः ऐसी स्टीरॉयड क्रीम एवं प्रशासक औषधियों का उपयोग किया जाता है, जो कि चिकनी हो और ऐसा मरहम लिया जाता है, जो कि त्वचा को उत्तेजित करने वाला न हो। जख्म को और फटी चमड़ी को नरम बनाने और आराम दिलाने के लिए इनका उपयोग किया जा सकता है और वल्वा की सफाई के लिए साबुन की जगह इनका उपयोग कर सकते हैं। क्रीम और लोशन के रूप में ये मिलते हैं और कैमिस्ट से बिना डॉक्टर से पर्ची लिखाये भी मिल जाती हैं।

वल्वल त्वचा की देखभाल महिला स्वयं करें–

यदि आपको यह समस्या है या उसका अंदेशा है तो तंग माप के टाईटस या ट्राउसर मत पहनें। सिन्थैटिक जांघिये न पहने और सूती कपड़े के भी ऐसे जांघिए पहने जो बहुत कसे हुए न हो। त्वचा को साफ करने के लिए हल्के साबुन का इस्तेमाल करें।

वल्वा में सूजन का सबसे अधिक सामान्य कारण–

वल्वा में सूजन के सबसे सामान्य कारण को बार्थोलिनस काइसटस कहा जाता है। बार्थोलिन ग्रन्थियाँ बहुत ही छोटी दो ग्रन्थियाँ हैं, जो कि योनि द्वार के दोनों ओर होती हैं। उस ग्रन्थि में छोटी नलियाँ होती हैं। अगर वे त्वचा के अणु या स्राव से बन्द हो जायें तो उसमें पुष्टि बन सकती है (तरल द्रव्य से भरी थैली)। यह पुष्टि मटर के दाने से लेकर गोल्फ की बॉल जैसी हो सकती है।

बार्थोलिन काइसटस का उपचार–

इसका उपचार बहुत सी बातों पर निर्भर रहता है, पुष्टि का आकार, कितना पीड़दायक है, क्या संक्रमित है और आप का डॉक्टर कौन सी उपचार विधि को चुनता है। कुछ तो एंटीबायोटिक के खाने मात्र से ठीक हो जाते हैं। कभी-कभी डॉक्टर उसमें एक नली डालने का निश्चय कर सकते

हैं। (मोटे धागे जैसी) यह नली 2 से 4 हफ्ते तक उसी जगह पर रहती है। इससे तरल पदार्थ बाहर बह जाता है और इससे योनि के दोनों पक्षों पर एक छोटा सा छेद हो जाता है। 2-4 हफ्ते में उस नली को निकाल दिया जाता है।

आन्तरिक प्रजनन अंग

प्रमुख स्त्री आन्तरिक प्रजनन अंग का विवरण निम्नलिखित है–

योनि

योनि एक पेशीय, तन्तुयुक्त आच्छद होता है। इसमें शिराओं का गुच्छा पाया जाता है। यह बहुत ही लचीला होता है। सामान्य हालत में यह सिकुड़ा हुआ अनेक तहों का बना होता है। आच्छद के संकुचन तथा विमोचन का कार्य ज्यादातर ऐच्छिक होता है। इसमें स्तरित शल्की उपकला तन्तु मौजूद होते हैं। बाह्य कोष श्लेष्मा पैदा नहीं करते हैं, लेकिन वे अपने अन्दर विद्यमान ग्लाइकोजन को जीवाणुओं की प्रतिक्रिया के बाद लैक्टिक अम्ल में बदलकर बाहर छोड़ते हैं। इससे योनि की प्रतिक्रिया सदा अम्लीय बनी रहती है और वह संक्रमण से बची रहती है। इसका मुख्य कार्य शिश्न के प्रवेश के लिए प्रावधान उत्पन्न करना तथा शुक्राणुओं के एकत्रित होने के लिए, अल्प अवधि के लिए जगह बनाना होता है। योनि के उपकला तन्तु दवाइयों को भी शोषित कर सकते हैं।

गर्भाशय

गर्भाशय स्थूल दीवार वाला, खोखला पेशीय अंग है। मूत्राशय एवं मलाशय के मध्य में गर्भाशय स्थित होता है। इसका आकार नाशपाती के समान होता है। इसका संकरा भाग नीचे की ओर योनि में परिवर्तित होता है। देखने में यह उल्टे त्रिकोण जैसा लगता है। गर्भाशय की लम्बाई लगभग 9 सेमी. और चौड़ाई 6 सेमी. और पीछे से सामने तक चौड़ाई 4 सेमी. होती है। इसका वजन 40 से 60 ग्राम. तक होता है। इसकी दीवार 1 से 2 सेमी. मोटी होती है। प्रसवोपरांत उपयुक्त सभी माप लगभग 1.5 सेमी तक बढ़ जाते हैं।

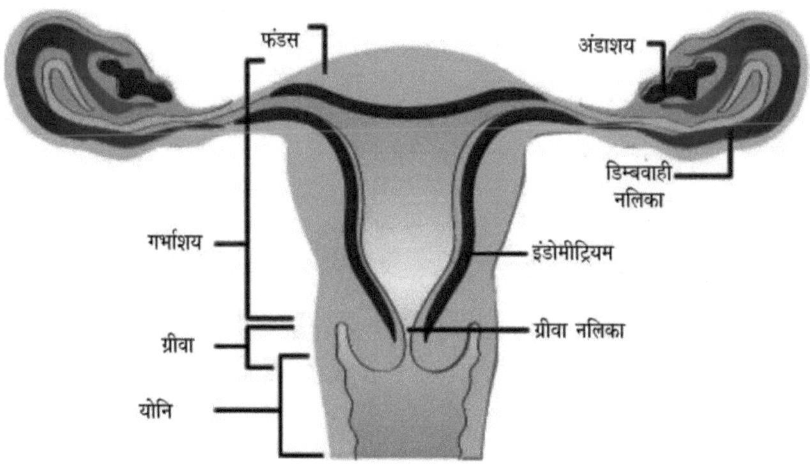

गर्भाशय ऊपर से पर्युदर्या (संयोजी उत्तक (Connective Tissue) से बनी परत) से ढका रहता है। इसके बाद एक पेशीय तह पाई जाती है, जिसको गर्भाशय पेशीस्तर कहते हैं। इसमें तीन प्रकार की पेशियाँ होती हैं–(क) लम्बाकार पेशी, (ख) अधिक बड़ी जिसमें पेशियों का रज्जुक अथवा तार विकर्णवत होते हैं और (ग) अत्यल्प पेशियाँ होती हैं। गर्भाशय पेशीस्तर के बाद गर्भाशय अन्तःस्तर पाया जाता है जिसमें नलिकायुक्त ग्रन्थियाँ एक नरम तह के नीचे पाई जाती हैं।

गर्भाशय को तीन भागों में विभाजित किया जाता है–(1) फण्डस, (2) संकीर्ण संयोजक तथा (3) ग्रीवा। गर्भाशय के ऊर्ध्व भाग को फण्डस कहते हैं। यहाँ से अण्डवाहिनियाँ आरम्भ होती हैं। संकीर्ण संयोजक की चौड़ाई 0.5 सेमी. होती है। यहाँ से माँसपेशियों का अनुपात कम होता जाता है। ग्रीबा का आकार गोल-सा होता है जिसका व्यास 3 सेमी. होता है। ये सब एक श्लेष्मिक झिल्ली से ढका रहता है। साधारणतया गर्भाशय योनि के ऊपर 90 डिग्री के कोण पर झुका रहता है। नीचे से यह योनि की माँसपेशियों पर टिका होता है।

गर्भाशय के कार्य–इसका मुख्य कार्य मासिक स्राव करना है। यह गर्भावस्था के समय अण्डाणु प्रवेश के लिए तथा भ्रूण धारण या स्थापन के लिए स्थान बनाता है। भ्रूण के पोषण के लिए पर्याप्त मौका प्रदान करना तथा प्रसव के समय अपनी पेशियों के संकुचन एवं विमोचन के कार्य से भ्रूण को बाहर निकालने में मदद करना भी इसी का कार्य है।

ग्रीवा परक कैंसर

ग्रीवा परक कैंसर का खतरा–

जिन महिलाओं को ग्रीवा परक कैंसर का खतरा रहता है वे हैं (1) जिनके सम्भोग के कई साथी होते हैं (2) जो किशोरावस्था या बीस वर्ष की कम आयु से यौनपरक सम्भोग शुरू कर देती हैं। (3) जिनकी जननेन्द्रिय पर मस्से रह चुके हों या यौन सम्बन्धों से फैलने वाले संक्रामक रोगों से लम्बे समय से ग्रस्त हों।

ग्रीवा परक कैंसर के लक्षण–

प्रारम्भिक स्थिति में, ग्रीवा-परक कैंसर के कोई लक्षण दिखाई नहीं देते। लक्षण तब दिखते हैं जब कैंसर के सैल आस-पास की कोशिकाओं में घुसना शुरू कर देते हैं। सबसे सामान्य लक्षण हैं-असामान्य स्राव। नियमित माहवारी पीरियडस के बीच रक्तस्राव शुरू हो सकता है या खत्म हो सकता है अथवा सम्भोग के बाद भी हो सकता है। माहवारी रक्तस्राव पहले की अपेक्षा लम्बी अवधि तक हो सकता है और सामान्य से भारी भी हो सकता है। योनि से होने वाले स्राव का बढ़ जाना ग्रीवा परक कैंसर का एक कारण होता है। ये लक्षण कैंसर के भी हो सकते हैं एवं स्वास्थ्य सम्बन्धी किसी अन्य समस्या के कारण भी हो सकते हैं। डॉक्टर ही सही कारण बता पाते हैं। अगर इनमें से कोई भी लक्षण दिखाई पड़ें तो महिला डॉक्टर के पास जाना जरूरी होता है।

ग्रीवा परक कैंसर से बचाव–

हाँ, ग्रीवा परक कैंसर बचा जा सकता है, यदि हम ग्रीवा से होने वाले स्राव स्मीयर या पांप स्मीयर का नियमित टेस्ट करवाते रहें तो ग्रीवा में होने वाले बदलाव का जल्दी पता चल जायेगा जिससे इलाज सम्भव है।

ग्रीवा का स्मीयर (मैल) या पैप स्मीयर टेस्ट–

महिला की ग्रीवा के स्वास्थ्य का परीक्षण करने के लिए यह एक सरल सा परीक्षण है। इसे स्मीयर टेस्ट इसलिए कहते हैं कि डॉक्टर या नर्स ग्रीवा से थोड़ा सा सैम्पल लेते हैं और उसे शीशे की स्लाइड पर (स्मीयर) पोत देते हैं ताकि माइक्रोस्कोप से उसका अध्ययन कर सकें।

स्मीयर टेस्ट किसे करवाना चाहिए?

सम्भोग करने वाली महिलाओं को हर 3 से 5 साल के भीतर स्मीयर टेस्ट करवाना चाहिए।

सम्भोग न करने वाली महिला के लिए स्मीयर टैस्ट करवाने की जरूरत–

सम्भोग न करने वाली महिलाओं में ग्रीवा परक कैंसर अत्यन्त दुर्लभ है, इसलिए अधिकांश संस्तुतियाँ यही कहती हैं कि सम्भोग के बिना महिला को इस टेस्ट की जरूरत नहीं।

पैप स्मीयर करने का तरीका–

हल्का गर्म वक्षण यन्त्र योनि में डाला जाता है ताकि दोनों दीवारों को अलग करके डॉक्टर ग्रीवा को देख सके। लकड़ी की चिमटी (जिह्वा दबाने वाली चिमटी से भी पतली) को ग्रीवा में घुमाया जाता है और स्मीयर को शीशे की पट्टी पर डाल दिया जाता है।

स्मीयर टैस्ट करवाने का श्रेष्ठ समय–

एक माहवारी पीरियड से दूसरे-पीरियड के ठीक आधे या बीचों-बीच वाले दिन यह टेस्ट करवाना सबसे श्रेष्ठ है। इस समय ग्रीवा से सैल का सैम्पल लेना बड़ा सरल होता है।

ग्रीवा परक कैंसर से बचाव के लिए वैक्सीन–

हाँ, ग्रीवा परक कैंसर के 70 प्रतिशत रोगियों को होने वाले हार्मोन पैपिल्लोमा नामक वाइकस से बचाव के लिए अब (एच.पी.वी.) वैक्सीन उपलब्ध हो गई है।

एच.पी.वी. वैक्सीन किसे देना चाहिए?

यह वैक्सीन 9 से 26 वर्ष की आयु की लड़कियों और महिलाओं के लिए होता है। वाइरस होने से पहले दिए जाने पर यह काम करता है।

एच.पी.वी. वैक्सीन देने का तरीका

यह वैक्सीन तीन महीने में इंजैक्शन द्वारा दी जाती है।

शरीर पर उसके क्या प्रभाव हो सकते हैं?

इसमें दर्द, सूजन, खुजली, इंजैक्शन वाली जगह पर लाली, बुखार चक्कर और घबराहट हो सकती है।

ग्रीवा परक कैंसर से बचाव के लिए वैक्सीन लेने वाले हर किसी का क्या बचाव हो सकता है?

हो सकता है कि यह वैक्सीन हर किसी को बचा न सके और ग्रीवा पर कैंसर के सभी प्रकारों का इससे बचाव नहीं होता, इसलिए नियमित रूप से इसका परीक्षण होते रहना जरूरी है।

अण्डवाहिनियाँ

ये माँसपेशीय नलिकाएँ हैं, जो गर्भाशय के ऊपर के भाग के दोनों ओर पाई जाती हैं। इनका दूसरा भाग अण्डाशय से जुड़ा रहता है। अन्दर की ओर श्लेष्मिक झिल्ली होती है। अण्डवाहिनी को चार भागों में बाँटा जा सकता है। बाहर वाले भाग को वायुकोष्टिका कहते हैं जिसमें अँगलियों जैसी उभरी हुई संरचना पाई जाती है। ये संरचनाएं अण्डाशय के पास होते हैं। तुम्बिका

अण्डवाहिनियों का सबसे लम्बा भाग होता है। इसकी दीवारें पतली और लचीली होती है। अन्तराली अथवा अन्तराकाशी भाग छोटा, संकरा एवं गर्भाशय की ऊपरी दीवार से जुड़ा हुआ होता है। वायुकोष्टिका का आन्तरिक व्यास अन्य तीनों से बड़ा तथा अन्तराकाशी भाग का व्यास सबसे छोटा लगभग 1 एम. एम. होता है।

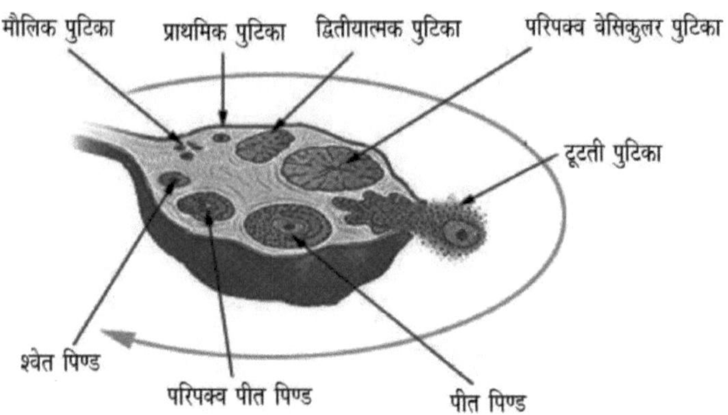

चित्र :

आन्तरिक श्लेष्मिक झिल्ली के साथ उपकला तन्तु भी पाए जाते हैं, जो श्लेष्मा भी स्रावित करते हैं। यह गर्भाशय की ओर प्रवाहित होता है। इस श्लेष्मा में प्रोटीन अधिक होता है जिससे बाद में युग्मनज अपना पोषण प्राप्त करता है।

दोनों अण्डाशय पुरुष के वृषणों के समान ही कार्य करते हैं। ये अण्डाकार होते हैं। सतह असमान होती है तथा रंग भूरापन लिए हुए गुलाबी। किशोरावस्था में इनकी लम्बाई 3.5 सेमी., चौड़ाई 2.0 सेमी., मोटाई 4.0 सेमी. तथा वजन 7.0 ग्राम. होता है। 60 वर्ष की अवस्था होने पर ये संकुचित हो जाते हैं, इनका रंग श्वेत हो जाता है तथा वजन आधे से भी कम रह जाता है। अण्डवाहिनियों का मुख्य कार्य, अण्डक तथा शुक्राणु के मिलने के लिए स्थान बनाना होता है। हर आर्तव चक्र के समय अण्डक अण्डवाहिनी से होते हुए गर्भाशय में प्रवेश करता है।

ग्रीवा परक कैंसर

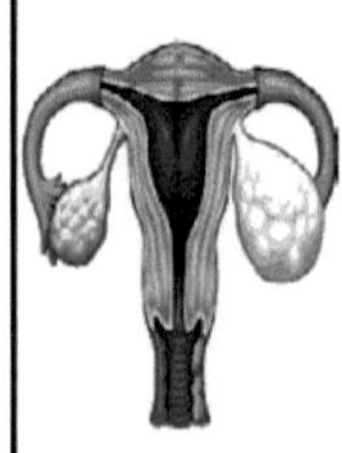

किन महिलाओं को अण्डकोश का कैंसर होने का खतरा होता है?
अण्डकोश के कैंसर के निश्चित कारणों की जानकारी नहीं है। फिर भी, शोधकार्यों से पता चलता है कि निम्नलिखित कारण रोग की सम्भावनाओं को बढ़ा सकते हैं। (1) पारिवारिक इतिहासः जिस महिला के प्रथम सम्बन्धी (माँ, बहन, बेटी) अण्डकोश के कैंसर रोग से ग्रस्त रह चुकी हों, उन्हें यह रोग हो जाने का बड़ा खतरा रहता है। (2) आयु वृद्धि के साथ ही इसकी सम्भावनाएँ बढ़ती हैं। सामान्यतः अण्डकोश के कैंसर पचास वर्ष से ऊपर की महिलाओं को होते हैं, साठ से ऊपर वालों को सबसे अधिक खतरा रहता है। (3) जिन

महिलाओं की कोई सन्तान नहीं होती उन्हें इस कैंसर की सम्भावना अधिक अधिक रहती है।

अण्डकोश के कैंसर के लक्षण क्या हैं?

अण्डकोश के कैंसर के लक्षण वही हैं, जो कि अण्डकोश की सुसाध्य स्थितियों के होते हैं, जैसे—माहवारी में बाधा, पेट में दर्द। कभी-कभी लक्षण अस्पष्ट भी हो सकते हैं, जैसे कि दस्त लगना या वजन घटना आदि। इसलिए मरीज को डॉक्टर के पास नियमित रूप से जाते रहना चाहिए।

अण्डकोश में कैंसर के उपचार के क्या विकल्प हैं?

अण्डकोश के कैंसर वाले रोगियों के लिए उपचार के विकल्प और परिणाम इस पर निर्भर रहते हैं कि निदान से पहले वह किस प्रकार का कैंसर था और कितना फैल चुका था।

अण्डकोश के कैंसर से बचाव के लिए क्या कोई स्क्रीनिंग टेस्ट है?

अण्डकोश के कैंसर का प्रारम्भिक स्थिति में ही निदान कर पाने वाला कोई स्क्रीनिंग टेस्ट अभी तक नहीं बना है।

अण्डाशय

साधारण रूप से अण्डाशय दो तरह के होते हैं। हर अण्डाशय में से अण्डाणु निकलकर अण्डवाहिनी में प्रवेश करता है। ये अण्डवाहिनियाँ पेशीय गोल नलियाँ होती हैं, स्थान के अनुसार ये भिन्न-भिन्न प्रकार की होती हैं। अण्डाशय चपटे बादाम के आकार के होते हैं, जो गर्भाशय के दोनों ओर स्थित होते हैं। इनका मुख्य कार्य है—अण्डाणु को विकसित करना तथा उन्हें अण्डवाहिनी तक पहुँचाना। ये आन्तरिक स्थानीय हार्मोन का स्राव भी पैदा करते हैं। यथा—ईस्ट्रोजन, प्रोजस्टीरोन आदि। अण्डाशय के बाह्य आवरण में छोटे-छोटे स्पष्ट पुटिकाय अथवा आशय पाए जाते हैं। इन्हें ग्राफी पुटक कहते हैं। जन्म के समय अण्डाशयों में लगभग 2,00,000 पुटक तक पाए जाते हैं।

अनुप्रस्थ काट से अण्डाशय के दो भाग दिखाई पड़ते हैं—वल्कुट तथा मध्यांश। मध्यांश अथवा मेडूला में कई रक्त नलिकाएँ होती हैं जिनमें शिराएँ तथा धमनियाँ दोनों ही होती हैं। इनके अलावा अरेखित पेशीय तन्तु भी पाए जाते हैं।

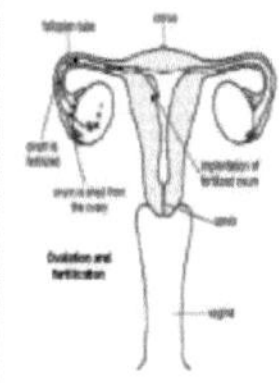

अण्डकोष की पुष्टि

अण्डकोष के अन्दर या ऊपर जब सूजन हो जाती है या कुछ उग आता है तो उसे अण्डकोष की पुष्टि (Endorsment) कहते हैं। यह सख्त भी हो सकती है और तरल भी।

अण्डकोष की पुष्टि में क्या कैंसर की सम्भावना रहती है?

अण्डकोष में उग आने वाले पदार्थ अधिकतर कैंसर नहीं होते।

अण्डकोष की पुष्टि के लक्षण क्या हैं?

अण्डकोष की पुष्टि के निम्नलिखित लक्षण हो सकते हैं- (1) अण्डकोष की पुष्टि में अधिकतर औरतों को किन्हीं लक्षणों की अनुभूति नहीं होती, विशेषकर अगर वे छोटे हों। (2) कुछ पुष्टि बड़ी हो जाती हैं तो हो सकता है कि उदर में सूजन पैदा करें। (3) पुष्टि कहाँ पर है, कितनी

बड़ी है उसके अनुसार ही मूत्राशय या मल पर दबाव पड़ता है और हो सकता है कि आपको जल्दी-जल्दी (टायलेट) शौचालय में जाना पड़े। (4) आपको पेट में कुछ कष्ट हो सकता है और सम्भोग भी कष्टदायक या पीड़ा भरा हो सकता है। (5) इसका महावारी पीरियड पर भी प्रभाव पड़ सकता है, रक्त स्राव अनियमित हो सकता है, पहले के सामान्य प्रवाह से भारी या हल्का हो सकता है। (6) चेहरे या शरीर पर अधिक बाल आ सकते हैं। (7) आवाज भारी हो सकती है।

अण्डकोश की पुष्टि का उपचार क्या है?

कभी-कभी पुष्टि बनती है और अपने आप गायब भी हो जाती है जबकि कभी-कभी उसे शल्यक्रिया द्वारा निकालना पड़ सकता है। आपका डॉक्टर आपको उसकी सभी सम्भावनाओं के सम्बन्ध में समझाएगा।

पौलीकायस्टिक ओवरी सिन्डरोम (पी.सी. ओस) क्या होता है?

पौलीकायस्टिक का सामान्य अर्थ है 'बहुत सी पुष्टियाँ' जो कि अल्टरासाऊण्ड स्कैन से अण्डकोश पर दिख जाती है।

पी.सी. ओस के लक्षण क्या हैं?

पी.सी. ओस के लक्षणों में शामिल हैं–(1) महावारी पीरियड की अनियमितता या बिल्कुल न होना (2) अनउर्वरकता (3) शरीर पर अनपेक्षित बाल (4) मुँहासे (5) वजन बढ़ना (6) पेट में तकलीफ।

पी.सी. ओस का उपचार क्या है?

पी.सी. ओस का उपचार हार्मोनपरक दवाओं या शल्यक्रिया द्वारा हो सकता है। उपचार किस प्रकार किया जाए इसका निर्णय डॉक्टर ही कर सकता है।

यौवनारम्भ (Puberty)

यौवनारम्भ वह समय है जबकि शरीरपरक एवं यौनपरक लक्षण विकसित हो जाते हैं। हॉर्मोन में होने वाले बदलाव के कारण ऐसा होता है। ये बदलाव आप को प्रजनन के योग्य बनाते हैं।

यौवनारम्भ का समय–हर किसी में यह अलग-समय पर शुरू होता है और अलग अवधि तक रहता है। यह जल्दी से जल्दी 9 वर्ष और अधिक से अधिक 13-14 वर्ष की आयु तक प्रारम्भ हो जाता है। यौवन विकास की यह कड़ी सामान्यतः 2 से 5 वर्ष तक की होती है। कुछ किशोरियों में दूसरी हम उम्र, दूसरी लड़कियों से पहले यौवन विकास पूरा भी हो जाता है।

लड़कियों में यौवनारम्भ के लक्षण–शरीर की लम्बाई और नितम्बों का आकार बढ़ जाता है। जननेन्द्रिय के आस-पास, बाहों के नीचे और योनि के आस-पास बाल दिखने लगते हैं। शुरू में बाल नरम होते हैं पर बढ़ते-बढ़ते कड़े हो जाते हैं। लड़की का रजोधर्म या माहवारी शुरू हो जाती है जो कि योनि में होने वाला मासिक रक्तस्राव होता है, यह पाँच दिनों तक चलता है, जनन तंत्र पर हॉर्मोन के प्रभाव से ऐसा होता है। त्वचा तैलीय हो जाती है जिससे चेहरे पर मुँहासे निकल आते हैं।

यौवनारम्भ के दौरान स्तनों में बदलाव–स्तनों का विकास होता है और इस्ट्रोजन नामक स्त्री हॉरमोन के प्रभाव से बढ़ी हुई चर्बी के वहाँ एकत्रित हो जाने से स्तन बड़े हो जाते हैं।

यौवनारम्भ के परिणाम स्वरूप औरत के प्रजनन अंगों में बदलाव–जैसे ही यौवनारम्भ की प्रक्रिया शुरू होती है, शरीर के अन्दर हारमोन बनने लगते हैं जनन अंगों में बदलाव शुरू लगते हैं। योनि पहले की अपेक्षा गहरी हो जाती है और कभी-कभी युवतियों को अपनी जांघिया (पैन्टी) पर कुछ गीला- गीला महसूस हो सकता है जिसे कि यौनिक स्राव कहा जाता है। गर्भाशय लम्बा हो जाता है और गर्भाशय का अस्तर घना हो जाता है। अण्डकोश बढ़ जाते हैं और उसमें अण्डे के अणु उगने शुरू हो जाते हैं और हर महीने होने वाली 'अण्डोत्सर्ग' (Ovulate) की विशेष घटना की तैयारी में विकसित होने लगते हैं।

प्रजनन की कार्यप्रणाली (Process of Reproduction)

स्त्री प्रजनन-चक्र के दो प्रमुख अंग होते हैं–(1) अण्डाशयी चक्र तथा (2) गर्भाशयी चक्र। अण्डाशयी चक्र को पुनः दो भागों में बाँटा गया है–(क) पुटकीय चक्र तथा (ख) पीतपिण्ड प्रावस्था अथवा लूटिअल चक्र।

अण्डाशयी चक्र

अण्डाशयी चक्र को दो भागों में बाँट कर अध्ययन कर सकते हैं–(1) पुटकीय चक्र, (2) लूटिअल चक्र।

पुटकीय चक्र

पुटकीय चक्र की परिपक्वता के पूर्व की अवस्था में उसमें आद्यजनन कोशिकाएँ पाई जाती हैं जिनमें अण्डाणु एक चपटे पतले उपकला तन्तु के स्तर से आवृत्त रहते हैं। अण्डाशय के अधिकतर भाग में वल्कुट होता है, जिसमें आद्यजनन कोशिकाएँ भरी रहती हैं। ये आपस में एक कोशिकीय संयोजक तन्तु के आवरण से पृथक् रहती हैं। परिपक्वता के समय चपटे उपकला तन्तु, घनाकार षट्फलक का आकार ले लेते हैं, जो क्रम प्रसरण या प्रचुरोद्भवन के बाद अण्डक के चारों ओर कई परतें बनाते हैं। इसके पश्चात् पुटक उपकला में छोटे-छोटे कोटर उत्पन्न हो जाते हैं, जिनमें द्रवीय पदार्थ भरा रहता है। इसको पुटिका द्रव कहते हैं। जैसे-जैसे पुटक का विकास होता है; वैसे-वैसे उसका आकार द्रव्य के इकट्ठा होने से बढ़ने लगता है तथा अण्डाशय के ऊपर के दबाब या धक्के के कारण आ जाता है। अब यह एक तनी हुई पुटी के समान दिखाई देता है। जब अन्तः पुटकीय दबाब बढ़ने लगता है तथा बाह्य पुटकीय कोशिकाओं का अंशतः नाश होने लगता है तब पुटक का संविदाकरण होता है। इसी को अण्डोत्सर्ग कहते हैं। द्रवीय पदार्थ के दबाब से अण्डक बाहर निकलकर पर्युदर्या गुहा (Peritorieal Cavity) में प्रवेश करता है।

यही पूर्ण परिपक्व मानव अण्डक है, जो सभी शारीरिक कोशिकाओं में सबसे बड़े आकार का होता है जिसका व्यास 130 माइक्रोन होता है। उसमें जीवद्रव्य होता है। बाह्य आवरण पतले परत का बना होता है। जीवद्रव्य में अनेक कणिकाएँ होती हैं, जिनमें पोषण के लिए आवश्यक तत्त्व होते हैं। पुटक से निष्कासित होकर अण्डक अपने में एक ध्रुवीय काय विकसित करता है। अण्डक एवं द्रव्य के निष्कासन के बाद पुटक निपात होता है। उसका छिद्र शीघ्र बन्द हो जाता है। अण्डक के निष्कासन तक की अवस्था को पुटकीय प्रावस्था कहते हैं। इसके साथ ही अण्डाशयी चक्र समाप्त हो जाता है और पीत, पिण्ड प्रावस्था आरम्भ होती है। अण्डक के निष्कासन के बाद पुटक पीत, पिण्ड में बदलता है।

लूटिअल चक्र

लूटिअल चक्र में चार अवस्थायें होती हैं। पहली अवस्था में क्रम प्रसरण के उपरांत दानेदार कणिकाएँ आकार में बड़ी होती हैं। दूसरी अवस्था में रक्त नलिकाओं की वृद्धि होती है। तीसरी अवस्था परिपक्वता की होती है, इसमें यह परिपक्व होता है। चौथी अवस्था में अपह्रास या व्यय जनन बदलाव आरंभ हो जाता है। चौथी अवस्था के उपरांत कोशिकाओं से स्राव की मात्रा एवं गति कम हो जाती है तथा लूटिअल कोश में वसा का जमना रुक जाता है। अब धीरे-धीरे लूटिअल कोश नष्ट होकर सिकुड़ने लगते हैं। पीत-पिण्ड पूर्व स्थिति में धूसर रंग का होता है लेकिन चौथी अवस्था के बाद केरोटीन के कारण इसका रंग पीला पड़ जाता है।

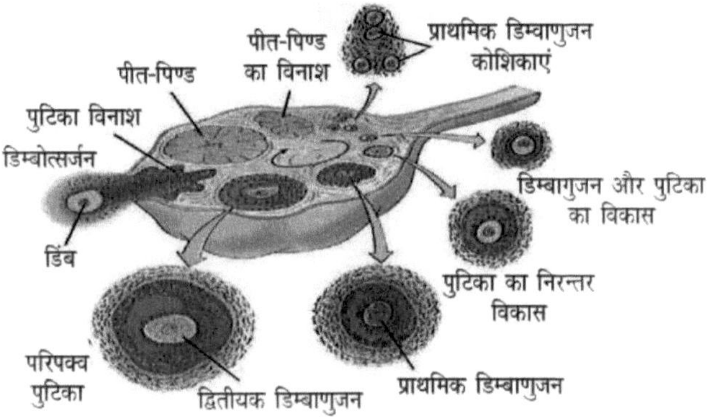

पीत-पिण्ड से दो प्रकार के हार्मोन का स्राव होता है–प्रोजेस्टीरोन तथा ईस्ट्रोजन। अण्डोत्सर्ग के उपरांत पीत पिण्ड की सक्रियता नौ दिनों में अधिकतम हो जाती है। उर्वरण के बाद पीत-पिण्ड का अपह्रास नहीं होता, बल्कि अधिक क्रियाशील हो जाता है।

गर्भाशयी चक्र

गर्भाशयी चक्र में मूल रूप से मासिक चक्र आता है। यह चक्र प्रजनन प्रक्रिया के लिये बहुत ही महत्त्वपूर्ण होता है। सम्पूर्ण मासिक चक्र की अवधि 28 दिनों की होती है। इस अवधि में गर्भाशय के अन्तः स्तर में सृजनात्मक तथा विघटनात्मक बदलाव आते हैं। इसकी तीन प्रमुख अवस्था होती हैं–(1) ऋतु स्राव के बाद की सृजनात्मक अवस्था, (2) मासिक स्राव के पूर्व की अवस्था एवं (3) आर्तव प्रावस्था, जिसमें ऋतु स्राव और विघटनात्मक बदलाव आते हैं। इस अवस्था को रजोधर्म की संज्ञा भी दी जाती है।

ऋतु स्राव के ठीक बाद गर्भाशय का अन्तःस्तर मात्र 1 मिली मीटर का होता है। ग्रन्थियाँ संकरी, उपकला तन्तु षट्फलक के रूप में तथा अल्प मात्रा में होते हैं। 10 दिन के बाद, क्रम प्रसरण के कारण, गर्भाशयी अन्तःस्तर धीरे-धीरे बढ़ने लगता है तथा उसकी मोटाई 5 मिली मीटर तक पहुँच जाती है। इसके बाद के 10-12 दिन को आर्तव स्राव पूर्व की अवस्था कहते हैं। इस अवस्था में अन्तःस्तर की मोटाई बढ़ते-बढ़ते 8 मिली मीटर तक हो जाती है। इस अवस्था में ग्रन्थियों में स्राव भर जाता है और उनका आकार काग पेंच जैसा बन जाता है। स्राव में अधिकतर ग्लाइकोजन तथा श्लेष्मा होते हैं। जिस प्रकार घावों में श्वेत रक्त कण भरते हैं, उसी प्रकार अन्तःस्तर में भी लूटिअल कोशिकाएँ भर जाती हैं। आर्तव पूर्व का अन्तःस्तर कई बातों में गर्भावस्था के समय के पतनिका के जैसा दिखाई देता है। इसके बाद चार-पाँच

दिनों तक आर्तव की अवस्था रहती है जिसमें अन्तःस्तर के तन्तु नष्ट होने लगते हैं और छोटे-छोटे टुकड़ों में निष्कासित होते हैं। तीन दिन में ही गहरी परतों से निर्माणात्मक कार्य प्रारम्भ हो जाता है तथा गर्भाशय की तह उपकला तन्तु के पतले परत से ढक जाती है। अगर उर्वरण, आर्तव अवस्था से पहले हो जाता है, तब ऋतु स्राव नहीं होता है तथा पतनिका का निर्माण तीव्र गति से होने लगता है।

अंग भ्रंश (प्रोलैप्स)

अण्डाशय, मूत्राशय, मूत्रमार्ग और मलाशय जैसे जननेन्द्रिय अंगों का योनि में गिर जाने का अर्थ है अंग भ्रंश।

अंग भ्रंश के कारण क्या हैं?

जननेन्द्रिय की मांसपेशियों में कमजोरी के कारण अंग भ्रंश होता है–जो कि (1) बार-बार बच्चे के जन्म (2) वृद्धावस्था (3) फ्राइब्रायड के कारण मुत्राशय में थक्के आ जाने से (4) मोटापे या (5) रीढ़ की हड्डी में घाव होने से हो जाती है।

अंग भ्रंश के सामान्य लक्षण क्या हैं?

हर प्रकार के अंग भ्रंश में ये लक्षण दिखाई दे सकते हैं- (1) जननेन्द्रिय में भारीपन का बोध होता है या लगता है कि वहाँ कुछ उग आया है (2) पीठ के निचले भाग में दर्द होता है, जो लेटने पर ठीक हो जाता है। (3) पेट के निचले भाग में दर्द या दबाव (4) सम्भोग के समय पीड़ा या बेहोशी (5) मूत्र-प्रवाह को रोक पाने में असमर्थता या बहता मूत्र।

अंग भ्रंश के उपचार के लिए क्या साधन उपलब्ध हैं?

थोड़े से अंग भ्रंश का उपचार इन साधनों से हो सकता है- (1) जननेन्द्रिय का व्यायाम (2) गिरे हुए अंग को उसके स्थान पर रखने के लिए जननेन्द्रिय में पेसरी डालना। अंग भ्रंश की गम्भीर स्थिति में अनेक प्रकार की शल्य क्रियाएँ ही उसका समाधान कर पाती हैं।

प्रजनन प्रक्रिया पर हार्मोन का प्रभाव

(Effects of Reproduction Process on Hormones)

अण्डाशयी हार्मोन को तीन प्रकारों में बाँटा जा सकता है–

(1) **गोनेडोट्रोपि हार्मोन**–यह हार्मोन अण्डाशय की क्रियाशीलता को प्रभावित करता है। इसे जनन ग्रन्थि प्रेरक या जनन प्रभावी हार्मोन की संज्ञा भी दी जाती है।

(2) **ईस्ट्रोजन सम्बन्धी हार्मोन**–ईस्ट्रोजन सम्बन्धी हार्मोन गर्भाशय की क्रियाओं को नियन्त्रित करता है।

(3) **प्रोजेस्टेशलन प्रगर्भावधि सम्बन्धी हार्मोन**–यह गर्भाशय पर नियन्त्रण कर उसको गर्भावस्था के लिए प्रस्तुत करता है। इसे ईस्ट्रोजन को निष्क्रिय करने वाला हार्मोन माना जाता है।

उपर्युक्त हार्मोन की सक्रियता में अग्र-पीयूष ग्रन्थि के हार्मोन की मदद अनिवार्य होती है। अण्डाशय से अपरा तथा कुछ सीमा तक अधिवृक्क प्रान्तस्था में भी इससे मिलती है।

(1) गोनेडोट्रोपिन अथवा जनन ग्रन्थि प्रेरक के अन्तर्गत पुटक उद्दीपन हार्मोन पीतपिण्ड उद्दीपन हार्मोन तथा लेक्ट्रोजेनिक दुग्धजनक हार्मोन आते हैं। लेक्टोजेनिक हार्मोन प्रोलैक्टीन पूर्व दुग्धोत्पत्ति तथा ल्यूटोट्रोपिन के रूप में कार्य करते हैं। पुटकीय उद्दीपन हार्मोन का प्रमुख कार्य वृद्धि करना तथा पुटकों की परिपक्वता में सहायता करना होता है। पीतपिण्ड उद्दीपक हार्मोन अन्तराकाशी कोशों की वृद्धि के लिए जरूरी होता है। FSH (Follicle Stimulating Hormones) तथा LH (Luteinizing Hormone) दोनों मिलकर अण्डाशय के वजन की वृद्धि में, ईस्ट्रोपिन के उत्पादन में तथा पुटकों की परिपक्वता में महत्त्वपूर्ण कार्य करते हैं। पूर्व दुग्धोत्पत्ति हार्मोन दुग्ध निर्माण में मदद करता है, ल्यूटोट्रोपिन हार्मोन, स्तन के उपकला तन्तु पर सीधे क्रिया करता है और LH (Luteinizing Hormone) पीतपिण्ड के कार्यों को अधिक समय तक बढ़ाए रखता है।

अण्डाशय से उत्पादित दोनों हार्मोन गर्भाशय, नलिकाएँ, योनि, स्तन आदि के तन्तुओं की अभिवृद्धि में महत्त्वपूर्ण भूमिका निभाते हैं। आर्तव के पश्चात् गर्भाशयी अन्तःस्तर का निर्माण ईस्ट्रोजन द्वारा ही होता है। पीतपिण्ड के द्वारा प्रोजेस्टीरोन स्रावित होता है। यह पीत पिण्ड प्रावस्था के समय अण्डोत्सर्ग को रोकता है और गर्भावस्था के समय पिट्यूटरी ग्रन्थि द्वारा गोनेडोट्रोपिन की क्रिया में अवरोध पहुँचाता है। यह स्तन के तन्तुओं की वृद्धि में भी मदद करता है।

पिट्यूटरी ग्रन्थियों का उद्दीपन स्थानीय लैंगिक हार्मोन के स्राव पर निर्भर करता है। इसके कारण अण्डाशयों के आकार में वृद्धि होती है। इससे अण्डाशयों में विद्यमान कई ग्राफी पुटकों की परिपक्वता होती है और वे अण्डाशय की ऊपरी परत पर आ जाते हैं। इस समय ईस्ट्रोजन का स्राव बढ़ जाता है, जो कि रक्त में मिलकर गर्भाशय, योनि, स्तन आदि को उत्तेजित करता है। गर्भाशयी अन्तःस्तर का क्रम प्रसरण एवं एक पुटिक के संविदारण से अण्डक का निष्कासन, ल्यूटिन कोश का विकास आदि हार्मोन पर निर्भर रहते हैं। पीतपिण्ड से उत्पन्न प्रोग्रेस्टीरोन अति वृद्धि युक्त अन्तःस्तर को उत्तेजित कर उसे स्राव की प्रावस्था में लाता है तथा जब धीरे-धीरे कम हो जाता है तब आर्तव की अवस्था शुरू होती है। आशय यह है कि लैंगिक चक्र की दो प्रावस्थाएँ होती हैं–पूर्व अण्डोत्सर्ग तथा उत्तर अण्डोत्सर्ग की अवस्था। अण्डोत्सर्ग ही इन दोनों को अलग करता है। पहली अवस्था को पुटकीय चक्र कहते हैं जिसमें अण्डाशयी पुटकों से ईस्ट्रोजन स्रावित होकर अण्डोत्सर्ग को नियन्त्रित करता है। दूसरी अवस्था जिसको पीत पिण्डावस्था कहते हैं, में पीतपिण्ड से प्रोजेस्टीरोन निकलकर अण्डोत्सर्ग को नियन्त्रित तथा प्रभावित करता है।

(2) ईस्ट्रोजन स्त्री सम्बन्धी द्वितीयक लैंगिक विशेषताओं के विकास में सहायक होता है। योनि का पूर्ण विकास इस प्रकार के हार्मोन पर ही निर्भर करता है क्योंकि योनि के उपकला तन्तु की सक्रियता की वृद्धि के लिए तथा सतही कोशिकाओं में ग्लाइकोजन के जमाने के लिए, योनि की प्रतिक्रिया को अम्लीय बनाए रखने के लिए, यह हार्मोन बहुत जरूरी होता है। योनि के रक्त प्रभाव को बढ़ाने में भी यह मद्‌दगार होता है। ईस्ट्रोजन से ही गर्भाशयी अन्तःस्तर का प्रचुरोद्‌भवन तथा ग्रन्थियों की वृद्धि का उद्दीपन सम्भव होता है। यह हार्मोन गर्भाशय की रक्तनलिकाओं को स्वस्थ बनाए रखने के अलावा अपरिपक्व गर्भाशय में गर्भाशय की अतिशय वृद्धि को प्रभावित करती है। साठ वर्ष की अवस्था के बाद ईस्ट्रोजन का अल्प स्राव, गर्भाशय को सिकुड़ने का मौका प्रदान करता है। ग्रीवा के उपकला तन्तु द्वारा श्लेष्मा का स्राव ईस्ट्रोजन के कारण ही होता है। ईस्ट्रोजन की अनुपस्थिति में अन्तःस्तर का निर्माण नहीं हो पाता है।

(3) प्रोजेस्टीरोन का मुख्य कार्य गर्भाशय में होता है लेकिन इससे योनि और अण्डवाहिनियाँ भी प्रभावित होती है। अण्डवाहिनियों के उपकला तन्तु प्रोजेस्टीरोन हार्मोन से प्रभावित होकर

श्लेष्मा स्रावित करते हैं, जो अण्डक को वाहिनियों द्वारा गर्भाशय तक ढकेलता है। यह हार्मोन गर्भाशयी अन्तः स्तर की मोटाई को बढ़ाता है। अन्य शारीरिक तन्तुओं पर भी यह हार्मोन अपना प्रभाव डालता है, जिससे उनमें वसा एकत्रित करने की क्षमता बढ़ जाती है।

अण्डक के निर्माण की प्रक्रिया

पुरुष की वृषण ग्रन्थियों के जैसा ही स्त्री में अण्डाशय होते हैं, जो अण्डक को पैदा करते हैं। ये 2 सेमी. लम्बे तथा 1 सेमी. चौड़े होते हैं। ये श्रोणि में गर्भाशय के दोनों ओर स्थित होते हैं। इनका आकार बादाम के जैसा और रंग भूरा होता है। इनके ऊपर उपकला तन्तु की परत होती है, जो उत्पादक उपकला तन्तु कहलाता है। इस कला की कोशिकाएँ उत्पादक कोश बनाती हैं जिन्हें ग्राफीन पुटिका कहते हैं अर्थात् एक कोशिका मध्य में स्थित रहती है, जिसके चारों ओर अन्य कोशिकाएँ दो स्तरों में रहकर मध्य कोशिका को घेर लेती हैं। इसे ही ग्राफी पुटिका कहते हैं, यही आगे चलकर अण्डक का रूप ग्रहण कर लेती है।

आर्तव के बाद ये उत्पादक कोश बड़े हो जाते हैं और उनमें एक द्रव भर जाता है। मध्यस्थ कोशिका अब अण्डक में बदल कर वृद्धि करने लगती है। कोश के भीतर अब द्रव बनने से वह आस-पास की कोशिकाओं के साथ बाहरी भाग से अलग हो जाती है। इसे लिकर फालिक्युलाई कहते हैं। धीरे-धीरे द्रव की मात्रा बढ़ने लगती है, जिससे कोश का आकार बढ़ता है तथा वह सतह की ओर चलने लगता है। अन्तोगत्त्वा कोश फट जाता है और अण्डक बाहर निकल आता है। कोश के फटने से कुछ रक्त स्राव होता है, जो खाली स्थान में भरकर जम जाता है। इसमें धीरे-धीरे पीले रंग की एक वसायुक्त पदार्थ के कण एकत्र होने लगते हैं। यह ही पीतपिण्ड कहलाता है।

अण्डक वहाँ से निकलकर अण्डवाहिनियों में जाता है, जहाँ पर शुक्राणु के संयोग से गर्भ ठहरता है। शुक्राणु के न मिलने पर यह नष्ट हो जाता है।

शुक्राणुओं के निर्माण की प्रक्रिया

सबसे पहले पूर्णजनन कोश आद्यजनन कोशिश में बदलकर दो भागों में बँट जाता है जिनको द्वितीयक शुक्राणु कोशिका कहते हैं। हर द्वितीयक शुक्राणु कोशिका फिर से दो भागों में बँट जाता है जिनको शुक्राणु पूर्व कहते हैं। इनमें प्रत्येक स्पर्मेटिड एक-एक शुक्राणु बनाता है। इनमें से दो में X गुणसूत्र तथा दो में Y गुणसूत्र पाए जाते हैं। जब शुक्राणु अण्डक के साथ निषेचित होता है तब यह युग्मनज का रूप ग्रहण कर लेता है।

अण्डाणु और शुक्राणु में होने वाले कोशिका विभाजन

सामान्य रूप से शारीरिक कोशों में एक गाढ़ा अस्थिर तरल पदार्थ पाया जाता है जिसको जीवद्रव्य कहते हैं। यह कलि के जैसा होता है। उसमें एक गोल पदार्थ होता है, जिसे केन्द्रक कहते हैं। इसका एक पतला परत भी होता है, जिसमें क्रोमेटिन पाया जाता है। सूत्री विभाजन के समय, जो कि 30 मिनट से 3 घण्टे तक चलता है, 46 गुणसूत्र पाए जाते हैं। लेकिन लैंगिक कोश के सूत्री विभाजन के समय समसूत्री के स्थान पर अर्द्धसूत्री विभाजन होता है। कहने का तात्पर्य यह है कि अण्डक के विकास की अवधि में उसका अर्द्धसूत्री विभाजन होता है जिसमें 2 जोड़े गुणसूत्र आधे में विभाजित हो जाते हैं। इस तरह युग्मनज में 23 जोड़े गुणसूत्र होते हैं। 23 गुणसूत्रों में से एक ऐसा गुणसूत्र होता है, जो लिंग का निर्धारण करता है। गुणसूत्रों में उत्पत्तिमूलक तत्त्व अथवा जीन पाये जाते हैं। अण्डाणु में केवल X प्रकार के ही गुणसूत्र होते हैं। जबकि शुक्राणु में X तथा Y दोनों तरह के गुणसूत्र पाये जाते हैं। जब शुक्राणु

का विभाजन होता है तब एक में X तथा दूसरे में Y गुणसूत्र होता है। जब अण्डाणु के X के साथ शुक्राणु का Y गुणसूत्र मिलता है तब लड़का पैदा होता है। इसके विपरीत शुक्राणु का X गुणसूत्र अण्डाणु के X गुणसूत्र के साथ मिलता है तो लड़की पैदा होती है। इस तरह पुरुष के शुक्राणु ही बच्चे के लिंग का निर्धारक होता है अण्डाणु नहीं।

अण्डकोत्सर्ग (Ovulation) क्या है?

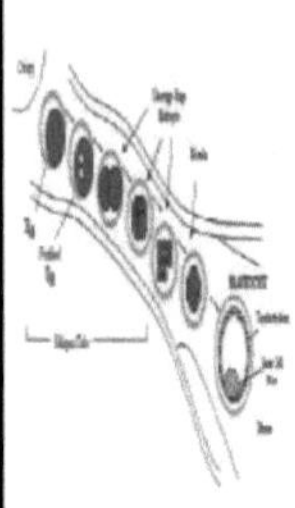

एक अण्डकोश से निकलने वाले अण्डे के अणु को अण्डोत्सर्ग कहते हैं। औरत के माहवारी चक्र के मध्य के आस-पास महीने में लगभग एक बार यह घटना घटती है। अण्डकोश से निकलने के बाद, अण्डा अण्डवाही नली में जाता है और वहाँ से फिर गर्भाशय तक पहुँचने की चार-पाँच दिन तक की यात्रा शुरू करता है। अण्डवाही नली लगभग पाँच इंच लम्बी होती है और बहुत ही तंग होती है इसलिए यह यात्रा बहुत धीमी होती है। अण्ड का अणु प्रतिदिन लगभग एक इंच आगे बढ़ता है।

रजो-स्राव चक्र (Menstruation Cycle)

शुरू में पिट्यूटरी ग्रन्थियों द्वारा अल्प मात्रा में गोनेडोट्रोपिन हार्मोन रक्त में छोड़ा जाता है, जो परिभ्रमण की मदद से अण्डाशय तक पहुँच कर उसे सक्रिय करता है। इससे पुटकीय उद्दीपन हार्मोन के कारण कुछ पुटक परिपक्व होने लगते हैं और उनके चारों ओर तन्तुओं का पतला आवरण बनने लगता है, जिससे अब ईस्ट्रोजन का स्राव शुरू हो जाता है। तीन चार दिन में ही ईस्ट्रोजन का स्राव अपनी महत्तम स्थिति तक पहुँच जाता है जिससे पीतपिण्ड उद्दीपन हार्मोन का स्राव उसी समय बढ़ जाता है एवं सोलह से चौबीस घण्टों की अवधि में ही अण्डोत्सर्ग हो जाता है। पीतपिण्ड उद्दीपन हार्मोन की मात्रा का अधिक होना अण्डोत्सर्ग की अवधि में बहुत जरूरी होता है। पुटक अब एक अण्डक को विकसित करके निपात की अवस्था में पहुँच जाता है। उसके कुछ कोश पीले रंग में बदलने वाले प्रोजेस्टीरोन हार्मोन स्रावित करने लगते हैं। उनमें कम प्रसरण होता है और उनमें पीतपिण्ड पैदा होता है। अण्डोत्सर्ग के पाँच दिनों के बाद प्रोजेस्टीरोन का स्राव अपनी महत्तम सीमा पर पहुँच जाता है तथा इन दोनों के मिश्रण के प्रभाव से पिट्यूटरी ग्रन्थियों पर भी नकारात्मक प्रतिक्रिया पैदा होती है। अब पुटकीय उद्दीपन हार्मोन और पीतपिण्ड उद्दीपन हार्मोन का स्राव कम हो जाता है। अगर सात दिन के भीतर-भीतर अण्डक का निषेचन अथवा उर्वरण नहीं हो पाता है तो पीतपिण्ड का धीरे-धीरे ह्रास होने लगता है। इससे ईस्ट्रोजन तथा प्रोजेस्टीरोन का स्राव भी घट जाता है। जब उपर्युक्त दोनों स्थानीय हार्मोनों के स्राव में कमी आ जाती है? तब गर्भाशयी अन्तःस्तर

रजोधर्म क्या है?

10 से 15 वर्ष आयु की लड़की के अण्डकोश हर महीने एक विकसित अण्डा उत्पन्न करना शुरू कर देते हैं। वह अण्डा अण्डवाही नली (फालैपियन ट्यूब) के द्वारा नीचे जाता है जो कि अण्डकोश को गर्भाशय से जोड़ती है। जब अण्डा गर्भाशय में पहुँचता है, उसका अस्तर रक्त और तरल पदार्थ से गाढ़ा हो जाता है। ऐसा इसलिए होता है कि यदि अण्डा उर्वरित हो जाए, तो वह बढ़ सके और शिशु के जन्म के लिए उसके स्तर में विकसित हो सके। यदि उस अण्डे का पुरुष के वीर्य से मेल न हो तो वह स्राव बन जाता है जो कि योनि से निष्कासित हो जाता है।

माहवारी चक्र की सामान्य अवधि क्या है?

माहवारी चक्र महीने में एक बार होता है, सामान्यतः 28 से 32 दिनों में एक बार।

के लिए पर्याप्त पोषण तथा सहारा नहीं मिल पाता है। इससे अण्डोत्सर्ग के चौदह दिन बाद ही अन्तःस्तर विघटित होने लगता है और रक्त नलिकाएँ संविदारित अथवा फट जाती हैं और रक्त स्राव होने लगता है। इसी को रजोधर्म कहते हैं। अब पीतपिण्ड से हार्मोन का स्राव पूर्णतः रुक जाता है जिससे पिट्यूटरी ग्रन्थियाँ उत्तेजित होकर पुटकीय उद्दीपन हार्मोन का स्राव करने लगती हैं, जो कि रक्त के साथ प्रवाहित होकर अण्डाशय में विद्यमान आद्यजनन कोशिकाओं को उत्तेजित करने लगते हैं।

'ऋतु-स्राव' तब होता है जब प्रागर्भावधि अन्तःस्तर, रक्त के साथ मिलकर एक विशेष आवर्त चक्र पर आधारित होकर गर्भाशय से विसर्जित होता है। इसे 'गर्भस्थानपन की असफलता' भी कह सकते हैं। इस स्राव की मात्रा 10 मिली. से 120 मिली. तक होती है—औसतन 50 मिली. तक होती है। यह 24 से 34 दिन में एक बार हो सकता है। औसतन 28 दिन एवं यह स्राव से 8 दिन तक रहता है।

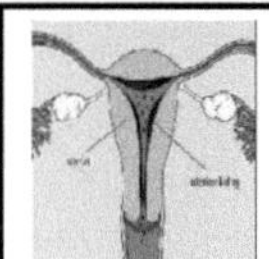

मासिक धर्म/माहवारी की सामान्य कालावधि क्या है?

हालाँकि अधिकतर मासिक धर्म का समय तीन से पाँच दिन रहता है परन्तु दो से सात दिन तक की अवधि को सामान्य माना जाता है।

ऋतु-स्राव की अवधि में सतही तथा मध्यभाग के अन्तःस्तर का विसर्जन एवं संविदारण होता है और गहरा अथवा आधारीय स्तर बचा रहता है। ऊपर के स्तरों में से अन्तःस्तरीय ग्रन्थियाँ, श्वेत रक्त कण, अन्य रस आदि का विसर्जन होता है। रक्त नलिकाओं के फटने से रक्त बहता रहता है लेकिन कुछ भागों में शरीर रक्त को थक्का बनाने का प्रयास भी करता है। इसको रोकने के लिए फ्राइब्रिनोसिन नामक रस पैदा होता है जिससे रक्त गहरे रंग के थक्कों से मुक्त होकर तरल पदार्थ के रूप में विसर्जित होता है। गर्भाशयी पेशियों के संकुचन तथा विमोचन की क्रियाओं द्वारा ही रक्त योनि के रास्ते से निकल जाता है।

पाँच दिनों के बाद गर्भाशयी अन्तःस्तर के ऊपरी तथा मध्य स्तर संविदारित हो जाते हैं और आधारित स्तर पर ग्रन्थि तत्त्व एवं रक्त के थक्के आच्छादित होकर अपने ऊपर श्वेत रक्त कणों की परत को जमाने में मदद पहुँचाते हैं। तीन दिन में गर्भाशय का पूर्णरूप से सुधार हो जाता है। अब धीरे-धीरे अन्तः स्तर का कम प्रसरण होने लगता है। तीन से सात दिन की अवधि में गर्भाशय के उपकला तन्तु का स्तर पतला होता है और ग्रन्थियाँ कम होती हैं। हार्मोन के स्राव के साथ-साथ अन्तःस्तर में विधायक बदलाव आने लगते हैं तथा वह 1 से 3 मिमी. मोटाई तक बढ़ जाता है। चौदह दिनों के उपरांत फिर से अण्डोत्सर्ग होता है। इस समय ग्रीवा में पाए जाने वाले कोशों का कम प्रसरण होता है तथा एक पतले श्लेष्मा युक्त तरल पदार्थ को ये स्रावित करते हैं। इस रस में सोडियम, क्लोराइड तथा पोटैशियम क्लोराइड लवण होते हैं। कभी-कभी अण्डोत्सर्ग के समय पेट के अधोभाग में पीड़ा भी हो सकती है, जो 12 घण्टे तक रहती है। कई बार पीड़ा के साथ ही साथ अल्पमात्रा में रक्त का स्राव होना भी सम्भव है। हार्मोन्स के प्रभाव से सामान्य रूप से स्त्रियों में रजोधर्म से पूर्व चिड़चिड़ाहट, आलस्य, कब्ज, एकाग्रता का अभाव आदि लक्षण पैदा हो सकते हैं। अनेक स्त्रियों की आँखों के नीचे कालिमा, मुँह पर मुहाँसे अथवा दाग आदि भी इस अवस्था में दिखाई देते हैं। वजन में वृद्धि, सिरदर्द, स्तनों का भारीपन जो पीड़ादायक भी हो सकता है आदि लक्षण भी रजोधर्म से पूर्व स्त्रियों में प्रकट होते देखे जाते हैं। कुछ स्त्रियों में ऋतुस्राव से पूर्व तथा मध्य में लैंगिक इच्छा भी अधिक हो जाती है। मुख्यतः ईस्ट्रोजन की अधिकता इसका कारण है।

माहवारी सम्बन्धी समस्याएँ (Menstruation Problems)

पीड़ादायक माहवारी–पीड़ा दायक माहवारी मे निचले उदर में ऐंठनभरी पीड़ा होती है। किसी औरत को तेज दर्द हो सकता है या मन्द चुभने वाला दर्द हो सकता है। इनसे पीठ में दर्द हो सकता है। दर्द कई दिन पहले भी शुरू हो सकता है और माहवारी के एकदम पहले भी हो सकता है। माहवारी का रक्त स्राव कम होते ही सामान्यतः यह खत्म हो जाता है।

पीड़ादायक माहवारी का घर पर उचित उपचार–निम्नलिखित उपचार हो सकता है कि आपको पर्चे पर लिखी दवाओं से बचा सकें–

1. अपने उदर के निचले भाग (नाभि से नीचे) गर्म सेक करें। ध्यान रखें कि सेंकने वाले पैड को रखे-रखे सो मत जाएं।
2. गर्म जल से स्नान करें।
3. गर्म पेय ही पियें।
4. निचले उदर के आस-पास अपनी अंगुलियों के पोरों से गोल-गोल हल्की मालिश करें।
5. सैर करें या नियमित रूप से व्यायाम करें और उसमें श्रोणि को घुमाने वाले व्यायाम भी करें।
6. साबुत अनाज, फल और सब्जियों जैसे मिश्रित कार्बोहाइड्रेटस से भरपूर आहार लें पर उसमें नमक, चीनी, मदिरा एवं कैफीन की मात्रा कम हो।
7. हल्के परन्तु थोड़े-थोड़े अन्तराल पर भोजन करें।
8. ध्यान अथवा योग जैसी विश्राम परक तकनीकों का प्रयोग करें।
9. नीचे लेटने पर अपनी टांगे ऊंची करके रखें या घुटनों को मोड़कर किसी एक ओर सोयें।

पीड़ादायक माहवारी के लिए डॉक्टर से परामर्श–यदि स्व-उपचार से लगातार तीन महीने में दर्द ठीक न हो या रक्त के बड़े-बड़े थक्के निकलते हों तो डॉक्टर से परामर्श लेना चाहिए। यदि माहवारी होने के पाँच से अधिक दिन पहले से दर्द होने लगे और माहवारी के बाद भी होता रहे तब भी डॉक्टर के पास जाना चाहिए।

माहवारी से पहले की स्थिति के लक्षण–माहवारी होने से पहले (पीएमएस) के लक्षणों का नाता माहवारी चक्र से ही होता है। सामान्यतः ये लक्षण माहवारी शुरू होने के 5 से 11 दिन पहले शुरू हो जाते हैं। माहवारी शुरू हो जाने पर सामान्यतः लक्षण बन्द हो जाते हैं या फिर कुछ समय बाद बन्द हो जाते हैं। इन लक्षणों में सिर दर्द, पैरों में सूजन, पीठ दर्द, पेट में मरोड़, स्तनों का ढीलापन अथवा फूल जाने की अनुभूति होती है।

पी.एम.एस. (माहवारी से पहले बीमारी) के कारण–पी.एम.एस. का कारण जाना नहीं जा सका है। यह अधिकतर 20 से 40 आयु वर्ग की औरतों में होता है, एक बच्चे की मां या जिनके परिवार में कभी कोई दबाव में रहा हो या पहले बच्चे के होने के बाद दबाव के कारण कोई महिला बीमार रही हो, उन्हें होता है।

पी.एम.एस. (माहवारी के पहले की बीमारी) का घर पर इलाज–पी.एम.एस के स्व-उपचार में शामिल है–

1. नियमित व्यायाम करना जिसमें प्रतिदिन बीस मिनट से आधे घंटे तक, तेज चलना और साईकिल चलाना भी शामिल है।
2. आहारपरक उपाय में साबुत अनाज, सब्जियों और फलों की मात्रा बढ़ाने तथा नमक, चीनी एवं कॉफी की मात्रा घटाने या बिल्कुल बन्द करने से लाभ हो सकता है।

4. दैनिक डायरी बनायें या रोज का रिकार्ड रखें कि लक्षण कैसे थे, कितने तेज थे और कितनी देर तक रहे। लक्षणों की डायरी कम से कम तीन महीने तक रखें। इससे डॉक्टर को न केवल सही निदान ढूँढ़ने में मदद मिलेगी, उपचार की उचित विधि बताने में भी सहायता मिलेगी।
5. उचित विश्राम भी महत्त्वपूर्ण है।

भारी माहवारी स्राव

यदि लगातार छह घन्टे तक हर घंटे सैनेटरी पैड स्राव को सोख कर भर जाता है तो उसे भारी पीरियड कहा जाता है।

भारी माहवारी स्राव के सामान्य कारण–भारी माहवारी स्राव के सामान्य कारणों में शामिल हैं–

1. गर्भाशय के अस्तर में कुछ निकल आना, जिसे अपक्रियात्मक गर्भाशय रक्त स्राव कहा जाता है। जिस की व्याख्या नहीं हो पाई है।
2. थायराइड ग्रन्थि की समस्याएँ
3. रक्त के थक्के बनने का रोग
4. अंतरा गर्भाशय उपकरण
6. दबाव।

लम्बी माहवारी

लम्बी माहवारी वह है, जो कि सात दिन से भी अधिक चले।

लम्बे माहवारी पीरियड के सामान्य कारण–(1) अण्डकोष में पुटि (2) कई बार कारण पता नहीं चलता तो उसे अपक्रियात्मक गर्भाशय रक्त स्राव कहते हैं (3) रक्त स्राव में खराबी और थक्के रोकने के लिए ली जाने वाली दवाईयां (4) दबाव के कारण माहवारी पीरियड लम्बा हो सकता है।

अनियमित माहवारी

अनियमित माहवारी वह होता है जिसमें अवधि एक चक्र से दूसरे चक्र तक लम्बी हो सकती है या वे बहुत जल्दी-जल्दी होने लगते हैं या असामान्य रूप से लम्बी अवधि से बिल्कुल बिखर जाते हैं।

किशोरावस्था के पहले कुछ वर्षों में अनियमित होना–शुरू में पीरियड अनियमित ही होते हैं। हो सकता है कि लड़की को दो महीने में एक बार हो या एक महीने में दो बार हो जाए, समय के साथ-साथ वे नियमित होते जाते हैं।

अनियमित माहवारी के कारण–जब पीरियड असामन्य रूप में जल्दी-जल्दी होते हैं तो उनके कारण होते हैं–(1) अज्ञात कारणों से इन्डोमिट्रोसिस हो जाता है जिससे जननेंद्रिय में पीड़ा होती है और जल्दी-जल्दी रक्त स्राव होता है। (2) कभी-कभी कारण स्पष्ट नहीं होता तब कहा जाता है कि महिला को अपक्रियात्मक गर्भाशय रक्तस्राव है। (3) अण्डकोष की पुष्टि (4) दबाव।

सामान्य पाँच दिन की अपेक्षा अगर माहवारी रक्त स्राव दो या चार दिन के लिए चले तो चिन्ता की कोई जरूरत नहीं। समय के साथ पीरियड का स्वरूप बदलता है, एक चक्र से दूसरे चक्र में भी बदल जाता है।

भारी, लम्बे और अनियमित माहवारी होने पर क्या करना चाहिए–(1) माहवारी चक्र का रिकॉर्ड रखें- कब खत्म हुए, कितना स्राव हुआ (कितने पैड में काम आए उनकी संख्या नोट करें और वे कितने भीगे थे) और अन्य कोई लक्षण आप ने महसूस किया हो तो उसे भी शामिल करें। (2) यदि तीन महीने से ज्यादा समय तक समस्या चलती रहे तो डॉक्टर से परामर्श करें।

माहवारी का अभाव–यदि सोलह वर्ष की आयु तक माहवारी न हो तो उसे माहबारी का अभाव कहते हैं। कारण है–(1) औरत के जनन तंत्र में जन्म से होने वाला विकास (2) योनि (योनिच्छद) के प्रवेश द्वार की झिल्ली में रास्ते की कमी (3) मस्तिष्क की ग्रन्थियों में रोग।

माहवारी में सफाई का ध्यान रखें

(Keep Cleaning During Menstruation)

एक बार माहवारी शुरू हो जाने पर, आपको सैनेटरी नैपकीन या रक्त स्राव को सोखने के लिए किसी पैड का उपयोग करना होगा। रूई की परतों से पैड बनाए जाते हैं, कुछ में दोनों ओर अलग से तने लगे रहते हैं, जो कि आपके जांघिये के किनारों पर मुड़कर पैड को उसकी जगह पर बनाए रखते हैं और स्राव को बह जाने से रोकते हैं।

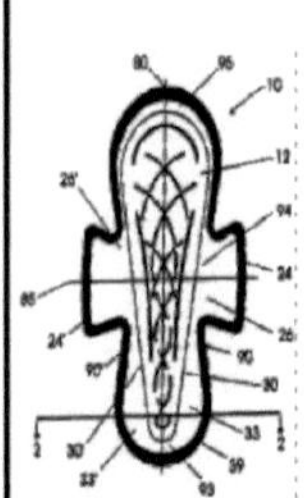

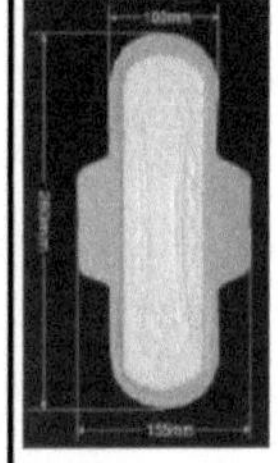

सैनेटरी पैड

भारी व हल्की माहवारी के लिए अनेक अलग-अलग मोटाई के पैड होते हैं, रात और दिन के लिए भी अलग-अलग होते हैं। कुछ में दुर्गन्ध नाशक या निर्गन्धीकरण के लिए पदार्थ डाले जाते हैं। सभी में नीचे एक चिपकाने वाली पट्टी लगी रहती है जिससे वह आपके जांघिए से चिपका रहता है।

पैड का उपयोग करने का तरीका–पैड का उपयोग बड़ा सरल है, गोंद को ढकने वाली पट्टी को उतारें, पैड को अपने जांघिए में दोनों जाँघों के बीच दबाएं (यदि पैड में विंग्स लगे हैं तो उन्हें पैड पर जाँघों के नीचे चिपका दें)

पैड को बदलने का तरीका–श्रेष्ठ तो यही है कि हर तीन या चार घंटे में पैड बदल लें, भले ही रक्त स्राव अधिक न भी हो, क्योंकि नियमित बदलाव से कीटाणु नहीं पनपते और दुर्गन्ध नहीं बनती। स्वभाविक है, कि यदि स्राव भारी है, तो आप को और जल्दी बदलना पड़ेगा, नहीं तो वे जल्दी ही बिखर जाएगा।

पैड को फेंकने का तरीका–पैड को निकालने के बाद, उसे एक पॉलिथिन में कसकर लपेट दें और फिर उसे कूड़े के डिब्बे में डालें। उसे अपने टॉयलेट में मत डालें क्योंकि वे बड़े होते हैं, सीवर की नली को बन्द कर सकते हैं।

असामान्य यौनिक स्राव (Uncommon Venereal Flow)

ग्रीवा से उत्पन्न श्लेष्मा (म्युकस) का बहाव योनिक स्राव कहलाता है। अगर स्राव का रंग, गन्ध या गाढ़ापन असामान्य हो अथवा मात्रा बहुत अधिक जान पड़े तो हो सकता है कि रोग हो।

किन परिस्थितियों के कारण सामान्य यौनिक स्राव में वृद्धि होती है?

सामान्य यौनिक स्राव की मात्रा में निम्नलिखित स्थितियों में वृद्ध हो सकती है- यौनपरक उत्तेजना, भावात्मक दबाव और अण्डोत्सर्ग (माहवारी के मध्य में जब अण्डकोश से अण्डे का सृजन और विसर्जन होता है)

असामान्य यौनिक स्राव के क्या कारण होते हैं?

असामान्य यौनिक स्राव के ये कारण हो सकते हैं–(1) यौन सम्बन्धों से होने वाला संक्रमण (2) जिनके शरीर की रोधक्षमता कमजोर होती है या जिन्हें मधुमेह का रोग होता है उनकी योनि में सामान्यतः फंगल/यीस्ट नामक संक्रामक रोग हो सकता है।

असामान्य यौनिक स्राव से कैसे बचा जा सकता है?

यौनिक स्राव से बचने के लिए–(1) जननेन्द्रिय क्षेत्र को साफ और शुष्क रखना जरूरी है। (2) योनि

को बहुत भिगोना नहीं चाहिए (जननेन्द्रिय पर पानी मारना) बहुत सी महिलाएं सोचती हैं कि माहवारी या सम्भोग के बाद योनि को भरपूर भिगोने से वे साफ महसूस करेंगी। वस्तुतः इससे यौनिक स्राव और भी बिगड़ जाता है क्योंकि उससे योनि पर छाये स्वस्थ बैक्टीरिया मर जाते हैं जो कि वस्तुतः उसे संक्रामक रोगों से बचाते हैं (3) दबाव से बचें। (4) यौन सम्बन्धों से लगने वाले रोगों से बचने और उन्हें फैलने से रोकने के लिए कंडोम का इस्तेमाल अवश्य करना चाहिए। (5) मधुमेह का रोग हो तो रक्त की शर्करा को नियंत्रण में रखाना चाहिए।

असामान्य यौनिक स्राव के लिए क्या डॉक्टर से सम्पर्क करना चाहिए?

हाँ, शीघ्र ही डॉक्टर से परामर्श लेना चाहिए। वे आपके लक्षणों की जानकारी लेंगे, जननेन्द्रिय का परीक्षण करेंगे और तदनुसार उपचार बतायेंगे।

उर्वरण (Fertilization)

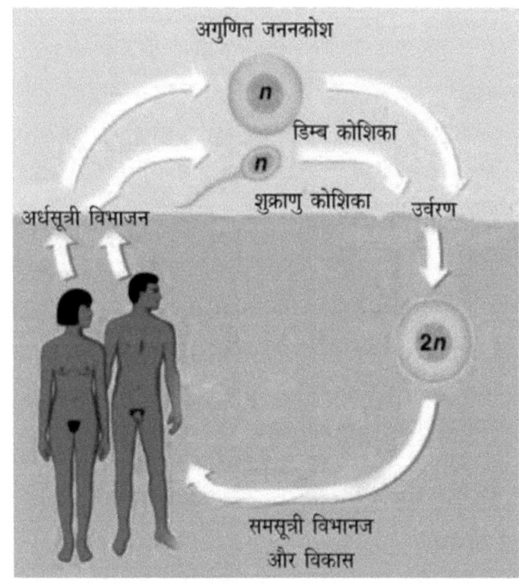

सामान्य रूप से अण्डोत्सर्ग के 48 घण्टों के भीतर ही उर्वरण होता है। वीर्य में कई हजार शुक्राणु पाए जाते हैं, जो संभोग के बाद ग्रीवा तथा योनि के ऊपर के भाग तक पहुँच जाते हैं। इनको सक्रिय बने रहने के लिए तरल माध्यम की जरूरत होती है। अपनी पूँछ की मदद से, तरल माध्यम द्वारा, शुक्राणु गर्भाशय तथा अण्डवाहिनियों तक पहुँच जाते हैं। अण्डवाहिनियों में अण्डक प्रतीक्षारत रहता है। सामान्य रूप से केवल एक ही शुक्राणु अण्डक में प्रवेश कर पाता है। 3 मिली. वीर्य में 2000 से 3000 लाख शुक्राणु पाए जाते हैं। ये शुक्राणु 2 दिन तक ही सक्रिय रहते हैं। इसके बाद इनका नाश हो जाता है। अण्डक में प्रवेश कर लेने के बाद शुक्राणु का सिर अण्डक के केन्द्रक के आवरण से हट जाता है। इसके अनन्तर कुछ घण्टों के भीतर ही युग्मनज का समसूत्री विभाजन होने लगता है, जो शीघ्र विभाजन में मदद करता है। युग्मनज में कुल गुणसूत्रों की संख्या फिर से 46 हो जाती है।

निम्नलिखित सात अवस्थाओं से गुजरकर युग्मनज गर्भाशयी अन्तःस्तर में प्रवेश करता है–

उर्वरण क्या है?

सम्भोग के परिणामस्वरूप जब पिता के वीर्य का शुक्राणु माँ के अण्डे से जा मिलता है तो उसे उर्वरण कहते हैं। जब वह डिम्ब अणु अण्डवाही नली में होता है तभी यह उर्वरण घटित होता है। शिशु के सृजन के लिए अण्डे और वीर्य का मिलना जरूरी है। जब ऐसा होता है, तब औरत गर्भवती हो जाती है।

1. खण्डी भवन
2. तरल संचयन
3. कोरक पुटी का रोपण तथा भ्रूण के आवरण का विभेदन
4. भ्रूण का विभिन्न अंगों व तन्त्रों में विभाजित होना
5. ऊतकजनन
6. प्रत्येक अंगों का विभेदन
7. लैंगिक विभेदन।

खण्डी भवन (Segmentatic House)

सामान्य रूप से युग्मनज, उर्वरण के 5-6 दिन बाद अण्डवाहिनी की पेशियों के संकुचन विमोचन से गर्भाशय तक पहुँच जाता है परन्तु गर्भाशय में स्थित होने से पहले युग्मनज के केन्द्रकों का खण्डी भवन होता है। यह 4, 8, 16, 32..... कोशों में बँटकर तूतक बनता है। इस स्थिति में आने के लिए उसे 3 दिन लगते हैं। इसके मध्य भाग में बड़े आकार के एवं सतह पर छोटे आकार के कोश पाए जाते हैं।

तरल संचयन (Liquid Storage)

उपर्युक्त दो तरह के कोशों के मध्य तरल पदार्थ एकत्रित होने लगता है। अब इसको कोरक पुटी कहते हैं। सतही कोश भ्रूण के विकास में सक्रिय भाग नहीं लेते हैं लेकिन युम्मनज के गर्भाशय की दीवारों पर चिपकाने में सहायता करते हैं। आन्तरिक कोशों से ही भ्रूण, पीतक कोश (Vitteline Sac) और उल्व (Amnion) बनते हैं।

इन आन्तरिक कोशों के अन्दर की ओर घनाब कोश होते हैं जिनको अन्तःत्वचा कहते हैं। यहीं आद्य पीतक कोश का निर्माण होता है। अब बाकी कोश स्तम्भ के रूप में व्यवस्थित हो जाते हैं जिसको भ्रूण की बाह्यचर्म कहते हैं। उपर्युक्त दोनों स्थितियाँ युग्मनज में तभी हो जाती हैं जबकि वह अण्डवाहिनी में ही रहता है।

कोरकपुटी के बाहर के कोशों को पोषक तत्व के नाम से जाना जाता है। इसमें आस-पास के पतनिका के उपकला तन्तु को निगल लेने और पचा लेने की क्षमता होती है। अण्डवाहिनी की पेशियों की क्रिया के कारण धीमी हो जाती है तथा धीरे-धीरे युग्मनज छठे दिन गर्भाशय तक पहुँच जाता है।

कोरकपुटी (Korkcyst) का रोपण

सामान्य रूप से कोरकपुटी का रोपण गर्भाशय के ऊपर वाले भाग की दीवारों पर ही होता है। यह एक आक्रामक पराश्रयी के जैसा सक्रिय रूप से कार्य करने लगता है। गर्भाशय के अन्तःस्तर के उपकला तन्तुओं को बहुत जल्दी निगलने लगता है और अन्तःस्तर पतनिका में प्रवेश करने लगता है। इसका थोड़ा भाग गर्भाशय में उभरा रहता है एवं अन्य भाग अन्तःस्तर में अन्दर की ओर धँस जाता है। उल्व गुहा में तरल पदार्थ भरने लगता है। युग्मनज के प्रवेश से उत्पन्न मातृ सम्बन्धी कोशों की चोट से रोपण का स्थान और बढ़ जाता है, जिससे भ्रूण को पोषण प्राप्त होता है। जरायु से अँगलियों जैसे अंकुर बढ़ने लगते हैं जिनको शोषणांकुर कहते हैं। ये शीघ्र ही बढ़ने लगते हैं। इनकी शाखा प्रशाखाएँ पैदा होने से तदनन्तर शोषण का क्षेत्रफल बढ़ जाता है। माता के रक्त के कण भी भ्रूण के तरल पदार्थों में प्रवेश कर जाते हैं।

भ्रूण का विभिन्न अंगों में विभाजित होना

कुछ कोश व्यवस्थित रूप में आकर देहवृन्त (Body Stalk) बनते हैं, जो बाद में नाभिरज्जु बन जाते हैं। भ्रूण के तीनों स्तर-यथा-बाह्य अन्तःत्वचा तथा मध्य जनस्तर उसके विभिन्न अंगों के निर्माण में सहायक होते हैं। बाह्य त्वचा से भ्रूण के नाड़ी संस्थान और बालों की उत्पत्ति होती है। अन्तःचर्म से पाचन प्रणाली के तन्तु, ग्रन्थियाँ, यकृत, अग्नाशय, प्रणाली विहीन ग्रन्थियाँ बनती हैं और मध्य जनस्तर से त्वचा, कंकाल, संयोजक तन्तु, रक्त परिभ्रमण संस्थान, मूत्र संस्थान, प्रजनन संस्थान, अस्थि एवं मांसपेशियों का निर्माण होता है। आरंभ में सिर अन्य शारीरिक भागों की तुलना में बड़ा रहता है लेकिन चौथे सप्ताह के बाद उसका आकार सामान्य हो जाता है। सातवें सप्ताह तक गर्दन को पहचाना जा सकता है तथा पूँछ सा दिखाई देने वाला भाग अदृश्य हो जाता है। सातवें सप्ताह के बाद भ्रूण मानव शिशु का रूप धारण करता है।

थोड़े में कहा जा सकता है कि युग्मनज, तुतक (Tutak) के बाद स्थूल गर्भाशयी अन्तःस्तर में अपने शोषणांकुर की मदद से प्रवेश करता है। ऊपर का भाग अपरा बनता है तथा अन्दर का भ्रूण पट्टिका होता है जिससे भ्रूण उत्पन्न होता है। कोशों से विभिन्न अंग एवं संस्थान निर्मित होते हैं। भ्रूण के चारों ओर स्थान बनने लगता है, जो भ्रूण को अन्य भागों से अलग करता है। उस रिक्त स्थान में तरल पदार्थ भरने लगता है। नीचे वाला भाग सतह से जुड़ा रहता है, जो कि एक संकुचित मार्ग जैसा होता है। सर्वप्रथम देहवृन्त बनता है, उसके बाद 'नाभिरज्जु' बनता है। ऊपर के भाग में 'अपरा' पाया जाता है।

ऊतकजनन

प्रोजेस्टीरोन के प्रभाव से सम्पूर्ण गर्भाशयी अन्तःस्तर पतनिका (Decidua) में परिवर्तित हो जाता है। इसके तीन मुख्य घटक होते हैं–(क) पाती आधार (ख) पाती संपुट (ग) पाती पार्श्व। पाती आधार बाद में अपरा बनता है। पाती संपुट युग्मनज के अन्य भागों को आवृत्त करता है। पाती पार्श्व गर्भाशय के आन्तरिक आवरण को आच्छादित करता है। गर्भाशय की पेशियों पर उपकला तन्तु का एक स्तर होता है जिस पर पतनिका पाया जाता है। दूसरे मास में पतनिका की मोटाई अधिकतम होती है तथा इस अवधि में इसका विकास भी सबसे अधिक होता है। पतनिका, कोरक पुटी के प्रवेश के लिए उचित स्थान उपलब्ध कराने के अलावा एक गद्दे का भी कार्य करता है। जरायु में तीन मुख्य घटक पाए जाते हैं। जैसे–उपकला तन्तु का आवरण, संयोजक तन्तुओं का स्तर एवं रक्त नलिकाओं का जाल। कोशिकाओं का आधार देने वाला स्तर संयोजक तन्तुओं का बना होता है। नाभि धमनी तथा शिरा का अन्तिक भाग ही कोशिकाओं के रूप में जरायु पर पाया जाता है। तीसरे माह के बाद जरायु की रक्त नलिकाओं में विशेष बदलाव आ जाता है जिससे उसका सतह मुलायम हो जाता है।

गर्भाशयी ग्रन्थियाँ भी पतनिका में पाई जाती हैं। लगातार गर्भाशयी संकुचन से रक्त नलिकाओं में दाब बना रहता है, जो विमोचन के माह के बाद गर्भपात होने का डर कम करता है क्योंकि अब अपरा अन्तःस्तर से सरलता से पृथक् नहीं हो सकता है।

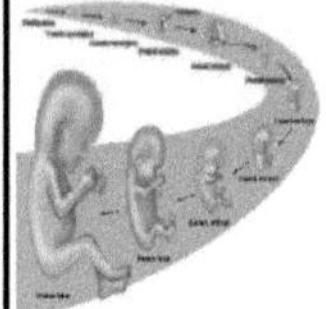

परिपक्व भ्रूण की विशेषताएँ

1. 20 सप्ताह की अवधि में भ्रूण की लम्बाई 25.0 सेमी. हो जाती है। इस समय त्वचा अधिक अपारदर्शक होता है तथा सम्पूर्ण शरीर पर महीन बाल आच्छादित होते हैं।

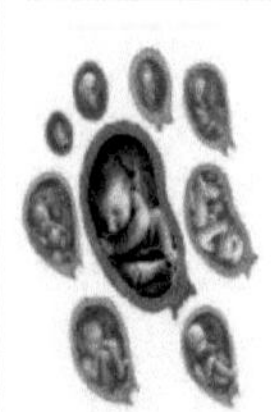

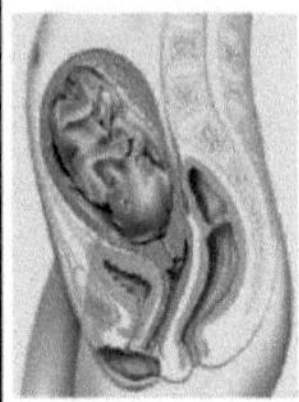

2. 24 सप्ताह की अवधि में भ्रूण की लम्बाई 32.0 सेमी. हो जाती है। इस समय पलकें अलग होती हैं, भौंह एवं पलकों के बाल दिखाई देते हैं तथा त्वचा सिकुड़ी हुई झुर्रीदार होती है।
3. 8 सप्ताह की अवधि में भ्रूण की लम्बाई 2.5 सेमी. होती है। इस समय भ्रूण का नाक, बाह्य कान, उँगलियों की जड़ों का निर्माण हो चुका होता है तथा सिर छाती पर टिका हुआ होता है।
4. 12 सप्ताह की अवधि में भ्रूण की लम्बाई लगभग 9.0 सेमी होती है। इस समय भ्रूण का बाह्य कानों का स्पष्ट आकार, पलकें जुड़ी हुई और गर्दन अलग दिखती है।
5. 16 सप्ताह की अवधि में भ्रूण की लम्बाई लगभग 18.0 सेमी. होती है। इस समय बाह्य लिंग की पहचान हो सकती है एवं उसकी त्वचा पारदर्शी तथा लाल होती है।

प्रत्येक अंगों का विभेदन

भ्रूण के अंगों के विभेदन के लिए तथा भ्रूण के विकास के लिए–(1) उल्व कोश, (2) नाभिरज्जु तथा (3) अपरा अत्यावश्यक होते हैं। इनसे होकर रक्त भ्रूण तक पहुँचता है। अतः भ्रूण में रक्त परिभ्रमण का अध्ययन भी जरूरी होता है।

उल्व कोश (Amnion Cyst)

उर्वरण के 7 वें दिन युग्मनज के बाह्य त्वचा कोशों एवं भ्रूण पट्टिका के बीच एक रिक्त स्थान बनने लगता है, जो धीरे-धीरे बढ़कर उल्व गुहा बनती है। इसमें तरल पदार्थ भरने लगता है जिसको उल्व सतह कहते हैं। 50 वें दिन तक यह गुहा इतनी बढ़ जाती है कि जरायु के साथ मिल जाती है तथा भ्रूण को पूर्णतः आच्छादित कर लेती है। इससे भ्रूण सरलता से उल्व तरल में तैरता रहता है और भारहीन अनुभव करता है। भ्रूण नाभिरज्जु के साथ ही जुड़ा रहता है। उल्व तरल सामान्य रूप से आविल होता है क्योंकि उसमें भ्रूण की त्वचा से निकले ठोस पदार्थ एवं उल्व उपकला तन्तु के कण भी पाए जाते हैं। कभी-कभी उल्व तरल हरे रंग का भी होता है, अगर उसमें भ्रूण के मलमूत्र मिल गए हों। ठोस पदार्थों के अन्तर्गत महीन बाल कोश, भ्रूण की त्वचा सम्बन्धी पदार्थ आदि पाए जाते हैं। उल्व तरल 10 वें मास तक 800 मिली. होता है। 20 सप्ताह में 300 मिली. और 30 सप्ताह में 600 मिली. होता है अर्थात् प्रति सप्ताह 30 मिली. बढ़ता जाता है। तरल पदार्थ में कार्बनिक, आकर्बनिक एवं कोशिकीय तत्त्व पाए जाते हैं जिनमें से मुख्य हैं–Sodum Cloride, Urea, Sugar, Protein, Lecithin, Creatinine आदि। Steroid and Nonsteroid hormones तथा Enzymes भी इस तरल पदार्थ में पाए जाते हैं। मधुमेह की अवस्था में इसमें Glucose भी पाया जाता है। प्रसव से पहले उल्व तरल में भ्रूण का मूत्र अधिक मात्रा में पाया जाता है। प्रसव से पहले उल्व तरल में ज्यादा भाग भ्रूण का मूत्र ही होता है। 200 मिली. बच्चे की नाक एवं गले के स्राव होते हैं। कई बार यह तरल पदार्थ बच्चे की पाचन प्रणाली में पहुँच कर शोषित होकर रक्त में मिल जाता है। सामान्य रूप से माता के द्वारा ये दूषित पदार्थ शोषित होकर निष्कासित हो जाते हैं। अगर बच्चे द्वारा अधिक मात्रा में यह तरल पदार्थ पी लिया जाता है तो उसके सिर का आकार असामान्य ढँग से बढ़ जाता है।

उल्व तरल के प्रमुख कार्य

1. यह भ्रूण को यान्त्रिक आघातों से बचाता है।
2. गर्भाशयी पेशियों के संकुचन विमोचन की क्रिया से उत्पन्न दबाव को समान बनाए रखना तथा भ्रूण की गतिशीलता और संचालन के लिए पर्याप्त स्थान उपलब्ध कराना भी उल्व तरल का ही कार्य है।
3. इसके द्वारा भ्रूण का तापमान भी माता के तापमान समान ही बना रहता है। अतः भ्रूण को सर्दी के दिनों में भी पर्याप्त ताप माता के द्वारा मिल जाता है।
4. प्रसव के समय मार्ग को विस्तृत करने एवं तरल पदार्थ का कार्य भी उल्व तरल ही करता है।
5. प्रसव से पहले उल्व कोश के फट जाने से तरल पदार्थ योनि मार्ग को भर देता है। यहाँ वह जीवाणु नाशी का कार्य करता है।

संरचना–उल्व की पाँच तहें होती हैं। आन्तरिक तह घनाब उपकला तन्तु से बनी होती है, दूसरी तह आधारीय परत होती है, जो कि संयोजक तन्तुओं की बनी होती है। इसका कार्य अन्य तहों को जोड़ना है। तीसरी सतह उल्व झिल्ली को शक्ति प्रदान करता है। चौथी तन्तु कोरक स्तर शत्रुनाशक गुणों से युक्त ढीला जाल होता है। पाँचवाँ स्तर ढ़ीले संयोजक तन्तुओं का बना होता है। उल्व के लिए रक्त नाड़ी सम्बन्धी अथवा लसिका की पूर्ति नहीं होती है। यह नाभिरज्जु के साथ घनिष्ठता के साथ जुड़ा रहता है।

नाभिरज्जु

यह भ्रूण को अपरा के साथ जोड़ने का कार्य करता है। नाभिरज्जु की नलिकाएँ संख्या में तीन होती हैं–दो धमनियाँ तथा एक शिरा। इसकी औसत लम्बाई 14" से 24" होती है। नलिकाएँ आपस में बल खाए हुए (Twisted) होती हैं। सामान्य रूप से धमनियाँ शिरा को आच्छादित रखती हैं। यह वार्टन की जैली नामक भ्रूण संयोजक तन्तुओं की बनी होती है। जब नाभि धमनियों से अपचायिक रक्त भ्रूण से अपरा तक पहुँचता है तब शिरा द्वारा भ्रूण के लिए ऑक्सीकृत रक्त की पूर्ति होती है। नाभिरज्जु की मोटाई छोटी अंगुली के बराबर होती है लेकिन कहीं-कहीं पर गाँठें अथवा सूजन पाई जाती है। कहने का तात्पर्य यह है कि नाभिरज्जु की मोटाई सभी जगह एक समान नहीं होती है। गाँठे शिरा के फूल जाने से बनती हैं। सामान्य रूप से रज्जु शिशु के आस-पास पड़ी रहती है लेकिन कई बार गर्भस्थ शिशु उल्व तरल में तैरते हुए रज्जु के मध्य में से गुजर कर गाँठे पैदा कर सकता है। इन गाँठों के अधिक कस जाने पर शिशु की मृत्यु होना भी संभव है। गले के आस-पास गाँठों भरी रज्जु के कस जाने से मृत्यु हो सकती है।

अपरा

जब पोषक तत्व पतनिका में प्रवेश करता है तब जरायु के अंकुर माता की रक्त नलिकाओं से प्रत्यक्ष रूप से सम्पर्क स्थापित कर लेता है। इसके बाद पोषक तत्व दो भागों में बँटा होता है–आन्तरिक कोशीय स्तर तथा बाह्य स्तर। इनमें कोशीय आवरण की अनुपस्थिति होती है। आन्तरिक स्तर के कम प्रसरण से पतनिका के गहरे भाग तक पोषक तत्व पहुँच जाता है। अब जरायु के शोषणांकुरों की संख्या भी बढ़ने लगती है तथा यह अपरा का रूप ले लेता है। सबसे पहले पोषक तत्व के चारों ओर जरायु के अंकुर पाए जाते हैं लेकिन जैसे-जैसे भ्रूण का विकास होता है, नीचे वाले भाग को छोड़कर अन्य भागों से शोषणाँकुर कम अथवा गायब होने लगते हैं और मुलायम हो जाते हैं। नीचे वाले भाग में अँकुर की

संख्या बढ़कर अपरा बन जाता है। सोलहवें सप्ताह तक अपरा का आकार तथा व्यास दोनों बढ़ जाते हैं। प्रसव के समय तक अपरा का व्यास 20 सेमी. तथा मोटाई 2.5 सेमी. होती है। दोनों ओर उसकी मोटाई कम होती है लेकिन इसका मध्य भाग सबसे स्थूल होता है। उसका वजन 500 ग्राम होता है लेकिन उसका भ्रूण के वजन के साथ प्रत्यक्ष सम्बन्ध होता है। अपरा को दो भागों में विभक्त किया जा सकता है–भ्रूण सम्बन्धी तथा मातृ सम्बन्धी। अपरा का शिशु की ओर की तह मुलायम होती है। रक्त नलिकाएँ उस तह के नीचे दिखाई देती हैं। ये जहाँ से नाभिरज्जु आरम्भ होती है, वहाँ से चारों ओर शाखा-प्रशाखाओं का जाल बनाकर फैल जाती है। मातृ सम्बन्धी पार्श्व अत्यन्त कठोर तथा स्पंजी होता है जिसमें असंख्य शोषणांकुर पाए जाते हैं। अपरा का रंग मन्द लाल होता है जिस पर धूसर रंग का मलिन आवरण होता है और अपरा के साथ ही साथ प्रसव के बाद निकल जाता है। नाभिरज्जु अपरा के ठीक मध्य में भ्रूण के पार्श्व से जुड़ता है। अपरा वास्तव में वह स्थान है जिसमें माता के रक्त का सरोवर पाया जाता है। यह मातृ सम्बन्धी पार्श्व में पतनिका पट्टियों द्वारा एवं शोषणांकुर से जुड़ा होता हैं। यहाँ से शिशु को पोषण और अन्य आवश्यकताएँ पूरी होती है। हर शोषणांकुर की प्रशाखाओं के बीच के स्थान में रक्त कोशिकाओं का जाल पाया जाता है जहाँ से अंकुर अवशोषण का कार्य करते हैं।

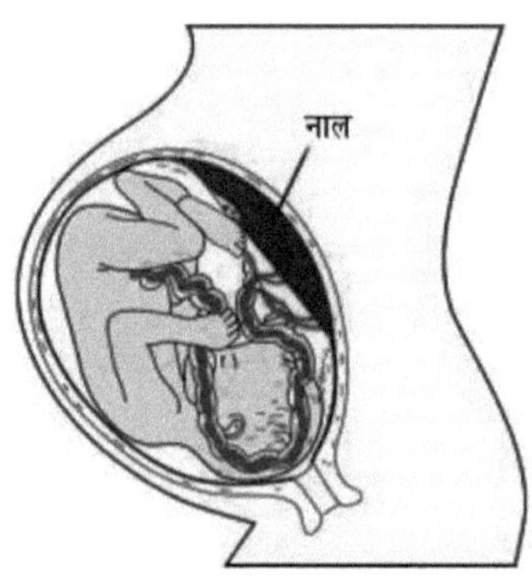

जब भ्रूण 20 सप्ताह का होता है तब अपरा में प्रति मिनट 300 मिली. रक्त प्रवाहित होती रहती है। 40 सप्ताह में माता के रक्त की मात्रा अपरा में 600 मिली. प्रति मिनट होती है। अपरा का वजन सामान्य रूप से शिशु के वजन का 1/7 भाग होता है। अपरा की परतों को चार भागों में बाँट सकते हैं–पतनिका, उल्व, जरायु तथा वास्तविक अपरा। गर्भाशयी अन्तःस्तर में युग्मनज के प्रवेश के उपरांत कुछ भाग पोषकारक के साथ मिल जाते हैं जिसे पतनिका कहते हैं। भ्रूण के पार्श्व से निकलने वाले पदार्थ जरायु कहलाते हैं। कुछ अंकुर भ्रूण को उचित स्थान पर जमाने का कार्य करते हैं, उनको बन्धक अंकुर कहते हैं। वास्तविक अपरा में रक्त का तालाब पाया जाता है।

अपरा के कार्य

1. भ्रूण का श्वसन,
2. पोषक पदार्थ का अवशोषण,
3. निकृष्ट पदार्थों का निष्कासन तथा
4. हार्मोन की उत्पत्ति।

अपरा सामान्य रूप से गर्भाशय के ऊपर के भाग, फण्डस में स्थित होता है। निकृष्ट पदार्थ जो भ्रूण द्वारा त्यागा गया है, सर्वप्रथम शोषणांकुर की अन्तिम कड़ी तक पहुँच कर माता की रक्त नलिकाओं में निष्कासित हो जाता है। कार्बोज, वसा एवं प्रोटीन, लवण, विटामिन और ऑक्सीजन जैसे पोषक तत्त्व इसके विपरीत दिशा वाले अंकुरों से प्रवाहित होते हैं। भ्रूण का हिमोग्लोबिन अत्यधिक मात्रा में ऑक्सीजन ग्रहण करने की क्षमता रखता है। भ्रूण की ऑक्सीजन की माँग कम से कम होती है क्योंकि उसको शारीरिक ताप को बनाए रखने की जरूरत नहीं पड़ती है। माता तथा शिशु के रक्त परिभ्रमण को एक पतले कोशों का बना 0.002 मिमी. मोटा आवरण अलग रखता है। अपरा का आवरण जटिल संरचना से युक्त होता है। कुछ तत्त्व बिना बदले उससे अवशोषित हो जाते हैं। उदाहरण के लिए वसा, ग्लाइकोजन, लोहा आदि का संग्रह हो जाता है। अन्य तत्त्वों को भ्रूण की आवश्यकता के अनुसार बदल कर शोषित करता है तथा कुछ अंशों का कभी भी शोषण नहीं होता है। मानव अपरा के आवरण की सोडियम के प्रति संवेदनशीलता बढ़ जाती है। पोषक तत्व में प्रोटीन, वसा, कार्बोज के पाचन एवं उपापचय सम्बन्धी तथा ऑक्सीजन परस्पर दबाव के कारण विनियमित हो जाते हैं, लेकिन फेफड़ों के विसरण की तुलना में अपरा के विसरण की गति कम होती है। अपरा में वसा में घुलनशील विटमिनों का संग्रह होता है। पानी में घुलनशील विटमिनों का संग्रह अपरा में नहीं हो पाता है। भ्रूण के रक्त में तथा अपरा में माता के रक्त की तुलना में अधिक कैल्शियम की सान्द्रता पाई जाती है। इसमें कुछ दवाइयाँ भी प्रवाहित हो जाती हैं, जैसे–पोटेशियम ब्रोमाइड, नींद की दवा, आरसेनिक, पारा, सीसा, पेनिसिलिन, क्वीनीन, मार्फिया, क्लोरोफार्म व अन्य विष। इससे शिशु का विकास अवरूद्ध होता है। टेट्रासाइक्लीन शिशु के दाँत एवं हड्डियों पर प्रभाव डालती है। गर्भावस्था में एक्सरे का प्रयोग यथासम्भव नहीं करना चाहिए। जीवाणुओं का अपरा द्वारा भ्रूण तक पहुँचना सामान्य रूप से असम्भव होता है लेकिन वाइरस वहाँ तक आसानी से पहुँच जाते हैं।

अपरा द्वारा हार्मोन्स की उत्पत्ति भी होती है, जो गर्भावस्था की अवधि पर नियन्त्रण रखते हैं। इनमें प्रमुख हैं–जरायु सम्बन्धी गोनेडोट्रोपिन, ईस्ट्रोजन, प्रोजेस्टीरोन आदि। ये हार्मोन पतनिका के भरण-पोषण के लिए और गर्भाशय एवं स्तनों के विकास के लिए जरूरी होते हैं।

अपरा एक उपापचय का अंग भी होता है। यह कार्य अपरिपक्व भ्रूण द्वारा नहीं हो पाता है। भ्रूण के रक्त की तुलना में माता के रक्त में ग्लूकोज की सान्द्रता अधिक होती है क्योंकि भ्रूण द्वारा ग्लूकोज का उपयोग अधिक शीघ्रता से होता है। भ्रूण के रक्तवारी में लोहे की सान्द्रता माता के रक्तवारी के लोहे की तुलना में अधिक होती है। हार्मोन्स में भी ईस्ट्रोजन, एण्ड्रोजन और थाइरोक्सीन अपरा की अर्द्ध पारगम्य झिल्ली द्वारा सरलता से निकल जाते हैं जबकि इन्सुलिन, पैराथाइरोक्सीन हार्मोन, पश्च पीयूष ग्रन्थि हार्मोन द्वारा भ्रूण तक नहीं पहुँच पाते हैं। जैसे-जैसे गर्भावधि बढ़ती है वैसे-वैसे अपरा की संवेदनशीलता भी बढ़ती है क्योंकि पोषक तत्व पतली दीवार वाला बन जाता है और शोषणांकुर भी महीन लेकिन अधिक प्रशाखाओं में बँट जाता है। अपरा से अन्तरण इस बात पर निर्भर करता है कि माता के रक्त का प्रवाह अंकुरों के बीच के भाग में कितना है, शोषणांकुरों की संख्या कितनी तथा अन्तर-अंकुरों के बीच का दबाव कितना है? जहाँ से रक्त परिभ्रमण होता है, शोषणांकुरों का कुल क्षेत्रफल लगभग 11 मीटर होता है।

अपरा के द्वारा ईस्ट्रोजन का स्राव अधिक होता है। इसके अलावा लैक्टोजन, रिलेक्सीन भी अपरा द्वारा स्रावित होते हैं, जो कि पेशियों के विमोचन के लिए जरूरी है। गर्भावस्था में रक्त तथा मूत्र में ईस्ट्रोजन की सान्द्रता बढ़ जाती है।

अपरा के उपापचयन क्षमता की गति की एक विकसित गुर्दे अथवा यकृत के साथ तुलना कर सकते हैं। हाइड्रोजन, आयोडिन, बाई कार्बोनेट एवं लेक्टीक अम्ल का भी अन्तरण अपरा द्वारा होता है जिससे माता एवं शिशु के अम्ल-क्षार सन्तुलन का घनिष्ठ सम्बन्ध होता है। माता के रक्त की अम्लीयता के बढ़ने पर शिशु की मृत्यु हो जाने की भी सम्भावना होती है।

कुछ पोषक तत्त्व जो माता के रक्त में अधिक मात्रा में पाए जाते हैं, सक्रिय रूप से अन्तरण होते हैं। अपरा में विद्यमान प्रकिव द्वारा जटिल योगिकों से सरल पदार्थों में बदलने एवं पुनः संश्लेषण करने की क्षमता पाई जाती है।

अपनी ऊर्जा की माँगों की पूर्ति के लिए भ्रूण माता के ग्लूकोज के संग्रह पर ही पूर्णतः निर्भर रहता है इसलिए भ्रूण को ग्लूकोज पर निर्भर पराश्रयी भी कह सकते हैं। ग्लूकोज को वह अतिशीघ्र प्रयोग में लाता है जिससे भ्रूण के रक्त में ग्लूकोज की मात्रा माता के रक्त ग्लूकोज के स्तर की तुलना में 2/3 भाग ही होती है। इससे ग्लूकोज का अन्तरण आसानी से हो जाता है। अतिरिक्त ग्लूकोज को अपरा ग्लाइकोजन तथा वसा में परिवर्तित करके संग्रहित कर लेता है। यकृत, अस्थिपेशियों और हृदय में ग्लाइकोजन का तथा संसफलक एवं हृदय के आस-पास वसा का संग्रह होता है। ये संग्रह ऊर्जा के स्रोत के रूप में जन्म के उपरांत शारीरिक तापमान को बनाए रखने में एवं उपापचय के कार्यों के लिए प्रयोग किये जाते हैं।

भ्रूण में रक्त संचार

अपरा में विद्यमान माता के शुद्ध ऑक्सीकृत रक्त नाभिरज्जु की शिरा के द्वारा भ्रूण की नाभि तक पहुँचती है तथा यकृत के निचले हिस्से से जाकर जुड़ती है और निम्न महाशिरा में प्रवेश करती है। इसके बाद यकृतीय शिरा जिसमें अपरा से प्राप्त ऑक्सीकृत रक्त शिरा नाल तक पहुँचता है। सामान्यतः भ्रूण की पोषक माँगें माता के आहार से प्राप्त तत्त्वों से ही पूरी हो जाती है लेकिन अगर माता का आहार अपर्याप्त तथा असन्तुलित होता है तो भ्रूण अपनी आवश्यकताओं की पूर्ति के लिए माता की अस्थियाँ, तन्तु एवं पेशियों से उन पोषक तत्त्वों को प्राप्त कर लेता है।

भ्रूण का विकास

सामान्य रूप से 5 वें सप्ताह तक भ्रूण की लम्बाई 5 मिमी. तक हो जाती है। आरंभ में सिर का आकार शरीर के अन्य भागों से बड़ा होता है लेकिन इस समय तक सिर का आकार शरीर के लगभग बराबर हो जाता है। 6 सप्ताह के उपरांत भ्रूण में मुनष्य की बाह्य विशेषताएँ उभर आती है। 8-9 सप्ताह में उसकी लम्बाई 30 मिमी. होती है। 12 वें सप्ताह में भ्रूण की लम्बाई 8-9 सेमी (3"–3 1/2") होती है, जो कि उसकी नाभिरज्जु की लम्बाई के लगभग बराबर होती है। लम्बाई के बारे में जानने के लिए सरल तरीका यह है कि पहले पाँच माह उस महीने की संख्या से ही गुणा करें। उदाहरण के लिए चार महीनों में लम्बाई 4 × 4 = 16 सेमी. होती है। अन्तिम 5 माह के लिए महीने की संख्या को 5 से गुणा करें। जैसे 6 महीने में लम्बाई 6 × 5 = 30 सेमी. हो जाती है। भ्रूण की उम्र जानने के लिए लम्बाई एक ऐसा पैमाना होता है जिस पर वजन की तुलना में अधिक विश्वास किया जा सकता है। 7 वें माह से पहले अगर भ्रूण का जन्म होता है तो उसको गर्भपात कहते हैं। 7 वें माह के बाद उसको अपरिपक्व शिशु कहते हैं। प्रसव के अन्तिम सप्ताहों में भ्रूण का वजन तथा लम्बाई बढ़ जाती है और रंग गहरा गुलाबी हो जाता है। सिर के बाल काले तथा पूरे शरीर पर बाल बारीक और सुनहरे रंग के हो जाते हैं। जन्म के समय शिशु की लम्बाई सामान्य रूप से 50 सेमी. तथा वजन 7-7 1/2 पौण्ड होता है। लड़कियों की तुलना में लड़कों का वजन अधिक होता है। अपरिपक्व शिशु का वजन कम, झुर्रीदार हल्के लाल

रंग की त्वचा, कम वसीय तन्तु, बाल छोटे-छोटे, नाखून छोटे तथा खोपड़ी के अग्रभाग खुले होते हैं। जन्म के बाद धीरे-धीरे शिशु हिलता है एवं रोना आरंभ करता है। अपरिपक्व शिशु के विपरीत परिपक्व शिशु की त्वचा अधिक मुलायम होती है। उसमें वसीय तन्तु अधिक पाये जाते हैं। उसका रंग गुलाबी होता है। करोटिसीवन बन्द होते हैं लेकिन कालान्तराल में दोनों ही प्रकार के शिशुओं में, चाहे वह परिपक्व हो या अपरिपक्व खुले होते हैं। परिपक्व शिशु जन्म के बाद तीव्र गति से हिलता एवं रोता है। अगर माता की उम्र 25 से 35 वर्ष के मध्य की है तो सामान्य रूप से बच्चे भारी पैदा होते हैं। बहुत कम उम्र की माताएँ कम वजनदार बच्चों को जन्म देती हैं।

भ्रूण के तीन मुख्य स्तर होते हैं–बाह्य, अन्तःत्वचा और मध्य जनस्तर। भ्रूण के विभिन्न अंगों के निर्माण में ये स्तर महत्त्वपूर्ण कार्य करते हैं। मध्य जनस्तर से ही मूत्र एवं प्रजनन संस्थान का निर्माण होता है। 16 वें सप्ताह में भ्रूण 18 सेमी. लम्बा हो जाता है तथा उसके बाह्य लिंग की पहचान सरलता से हो जाती है।

यौन सम्बन्धों द्वारा संचारित संक्रामक रोग (Transfer of Infectious Diseases by Venereal Relations)

यौन सम्बन्धों से फैलने वाले किसी भी रोग - समूह के लिए एस.टी.डी. अर्थात यौन सम्बन्धों द्वारा संचरित रोग शब्दों का उपयोग किया जाता है।

यौन सम्बन्धों द्वारा संचरित रोग फैलने का तरीका–

योनि सम्भोग, मौखिक सम्भोग और गुदापरक सम्भोग जैसे अन्तरंग यौन सम्पर्क से एस.टी.डी. एक व्यक्ति से दूसरे व्यक्ति तक पहुंचते हैं।

एस.टी.डी. के लक्षण–

एस.टी.डी. के लक्षणों में निम्नलिखित शामिल हैं–(1) औरतों में योनि के आस-पास खुजली और अथवा योनि से रक्त-स्राव (2) पुरुषों मे लिंग से रक्त-स्राव (3) सम्भोग के समय अथवा मूत्र त्याग के समय पीड़ा (4) जननेन्द्रिय के आस-पास पीड़ाविहीन लाल जख्म (5) मुलायम त्वचा के रंग वाले मस्से जननेन्द्रिय के आस-पास हो जाते हैं। (6) गुदा परक सम्भोग करने वालों को गुदा के अन्दर और आस-पास पीड़ा (7) असामान्य छूत के रोग, न समझ आने वाली थकावट, रात को पसीना और वजन का घटना।

क्या यह सम्भव है कि किसी व्यक्ति को एस.टी.डी. हो और उसे पता न हो?

पुरुषों में तो एस.टी.डी. के लक्षण सामान्यतः दिख जाते हैं तो वे जागरूक हो जाते हैं कि उनके यौन परक अंग संक्रमित हो गए हैं। जबकि औरतों के संक्रमण के लक्षण दिखाई नहीं देते जबकि रोग लग चुका होता है।

एस.टी.डी. से अन्य स्वास्थ्य सम्बन्धी समस्याएँ–

हाँ, प्रत्येक एस.टी.डी. से अलग प्रकार की स्वास्थ्य सम्बन्धी समस्याएं होती हैं–कुल मिलाकर उनसे ग्रीवा परक कैंसर और अन्य कैंसर हो सकते हैं। जिगर के रोग, अन- उर्वरकता, गर्भ सम्बन्धी समम्याएं और अन्य कष्ट हो सकते हैं। कुछ प्रकार के एस.टी.डी.एच. आई वी. एड्स की सम्भावनाओं को बढ़ा देते हैं।

एस.टी.डी. की आशंका होने पर क्या करना चाहिए?

यदि आपको आशंका हो कि आप को एस.टी.डी. है तो मदद लेने से शरमाओ मत। डॉक्टर के पास जाओ और एस.टी.डी. की जाँच के लिए हो या अगर आप पुरुष हैं तो त्वचा विशेषज्ञ के पास जाओ स्त्री हैं तो स्त्री रोग विशेषज्ञ के पास जाएँ। लक्षणों की उपेक्षा मत करो और न ही यह इन्तजार कि

करें आप चले जाएंगे। एस.टी.डी. रोग बहुत आम है और बहुत छूत फैलाने वाले होते हैं, अगर जल्दी पकड़ में आ जाए तो आसानी से ठीक भी हो सकते हैं।

एसटीडी की रोकथाम के तरीके–

एस.टी.डी. से अपने आप को बचाया जा सकता है–(1) स्वयं एक विवाह सम्बन्ध निभाना और यह सुनिश्चित करना कि साथी भी उसे निभाये (2) पुरुषों द्वारा लेटैक्स कंडोम के प्रयोग से छूत का भय कम हो जाता है अगर सही प्रयोग किया जाए। ध्यान रखें, हमेशा सम्भोग के समय उसका उपयोग करें। महिलाओं के कंडोम उतने प्रभावशाली नहीं हैं जितने पुरुषों के यदि पुरुष उपयोग न करे तो स्त्री को अवश्य करना चाहिए।

एच. आई. वी/एड्स (HIV/AIDS)

एड्स का अर्थ है अर्जित रोधन अभाव संलक्षण एड्स एच.आई.वी. (मानव की रोधनक्षमता को कमजोर करने वाला वायरस) से होता है जो कि शरीर की रोधनक्षमता पर प्रहार करता है जिसका काम शरीर को छूत या संक्रामक रोगों से बचाना होता है। इस सुरक्षा कवच के बिना एड्स वाले लोग भयानक छूत के रोगों और कैंसर आदि से पीड़ित हो जाते हैं।

यह कैसे फैलता है?

एक संक्रमित व्यक्ति से एच.आई.वी. के छूत दूसरे व्यक्ति तक वीर्य, योनि स्राव अथवा रक्त के देने-लेने से पहुँचती है। यह (1) यौन परक सम्भोग (2) एक इंजैक्शन की सूई का दूसरे व्यक्ति के लिए प्रयोग करने से (3) एक संक्रमित माँ से उसके बच्चे को जन्म या उसके आस-पास के समय में पहुँचाता है।

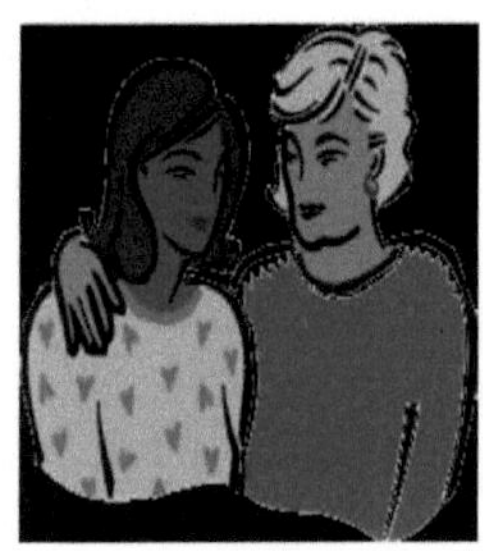

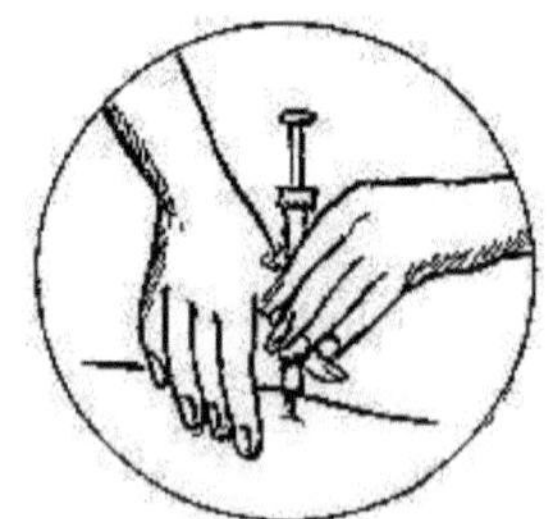

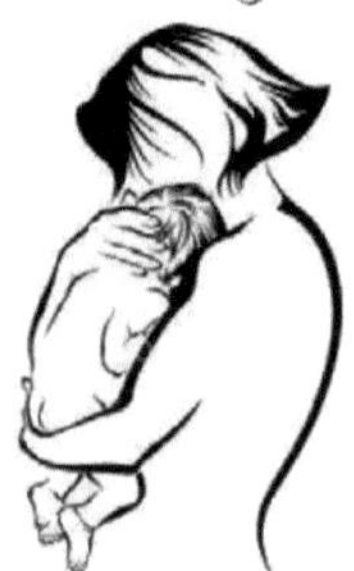

एच.आई.वी. किस प्रकार से नहीं फैलता?

प्रतिदिन के सामाजिक सम्पर्कों से एच.आई.वी. दूसरे तक नहीं पहुँचता जैसे कि (1) एक ही टॉयलेट का प्रयोग (2) बर्तनों की साझेदारी (3) सामाजिक अभिव्यक्ति जैसे–हाथ मिलाना, गले मिलना आदि (4) मच्छर जैसे कीड़ों के काटने या पालतू पशुओं से (5) खाँसी/छीकों से।

टैटू लगवाते हुए, शरीर में कोई छेद कराते हुए या नाई के पास जाने में क्या एच आई वी की छूत लगने का कोई खतरा होता है?

यदि रक्त से सने औजारों को एक ग्राहक से दूसरे ग्राहक को लगाने से पहले रोगाणुविहीन न किया जाए तो एच.आई.वी. का छूत लगने का खतरा रहता है। एक बार प्रयोग करके फेंक दिए जाने वाले ब्लेडों का इस्तेमाल करके इससे बचा जा सकता है।

क्या चुम्बन द्वारा एच.आई.वी. संक्रमण होता है?

एच.आई.वी. से संक्रमित लोगों के मुख की लार में हालाँकि वाइरस हो सकता है पर लार से एच.

आई. वी. का संक्रमण नहीं होता। यदि सम्भोग के साथियों के मुँह में कुछ कटा हो या दाने हो या मसूड़ों से खून आ रहा हो तो हो सकता है कि संक्रमित खून दूसरे में चला जाये इसलिए गहन चुम्बन से परहेज करना चाहिए।

यदि मुझे एच.आई.वी. है तो कैसे पता चलेगा?

एक बहुत ही साधारण सी रक्त की जाँच होती है, उसे कराने से पता चलता है। इसे एच.आई.वी.-ऐन्टीबॉडी टेस्ट कहते हैं। ऐन्टीबॉडी पैदा करके आपका शरीर वाइरस की उपस्थिति के प्रति प्रतिक्रिया करता है। इन ऐन्टीबॉडी को ढूँढ़ निकालने वाले टेस्ट से पता चलता है कि आप संक्रमित हैं।

एच.आई.वी. टेस्टिंग में 'विंडो पीरियड' क्या होता है?

रक्त में दिखाई देने में इन ऐन्टीबॉडी को 14 सप्ताह या उसे भी अधिक समय लगता है। इस दौरान अगर टेस्ट करवाया जाये तो उसमें वे नहीं दिखेंगे जब कि वास्तव में आप वाइरस से प्रभावित हो सकते हैं।

एच.आई.वी. और एड्स में क्या अन्तर है?

एड्स एच.आई.वी. संक्रमण की अत्यन्त विकसित स्थिति है।

संक्रमण के एकदम बाद क्या लक्षण प्रकट होते हैं?

एच.आई.वी. एड्स से संक्रमित होने पर कई लोगों में कोई लक्षण दिखाई नहीं देते। वाइरस के सम्पर्क मे आने के कई दिन या हफ्तों के बाद कुछ लोगों में फ्लू जैसा बीमारी के लक्षण दिखाई पड़ते हैं। वे बुखार, सिरदर्द, थकावट और गले की बड़ी हुई ग्रन्थियों की शिकायत करते हैं। एड्स के ये लक्षण सामान्यतः कुछ सप्ताह बाद अपने आप गायब भी हो जाते हैं।

रोग को पनपने में कितना समय लगता है?

इसके पनपने का समय हर व्यक्ति में अलग-अलग लगता है। यह स्थिति कुछ महीनों से लेकर दस साल तक चल सकती है। इस अवधि में वाइरस सक्रिय होकर गुणीभूत होता जाता है और रोधनक्षमता के कोशिका को नष्ट कर देता है, शरीर में संक्रमणों से जूझने वाले सीडी 4 या टी 4 सैल को नष्ट कर देता है।

एच आई वी/एड्स के लक्षण क्या हैं?

एक बार जब शरीर की रोधन क्षमता कमजोर हो जाती है, एच.आई.वी/एड्स से संक्रमित व्यक्ति में निम्नलिखित लक्षण दिखाई देते हैं–(1) ऊर्जा की कमी (2) वजन घटना (3) बार-बार बुखार और पसीना (4) देर तक या बार-बार होने वाली फंगल की छूत (5) देर तक रहने वाला डायरिया (6) कुछ समय के लिए विस्मृति (7) मुख, जननेन्द्रिय और गुदा में फोड़े (8) खाँसी और श्वास फूलना।

मुझे एच.आई.वी .या एड्स हो गया है। मुझे क्या करना चाहिए?

अगर आपको ऐसा लगता है या कोई लक्षण दिखाई देते हैं तो डॉक्टर के पास जाएँ। हो सकता है आप के रक्त की जाँच की जाए। सकारात्मक (पॉजीटिव) रिपोर्ट का अर्थ है कि आपके रक्त में वायरस लग गया है और शारीरिक सम्पर्क में आने से दूसरे भी इस बीमारी से संक्रमित हो सकते हैं।

इसका उपचार किस प्रकार किया जा सकता है?

एच.आई.वी. के संक्रमण और एड्स का कोई उपचार नहीं है, इसका वायरस शरीर में जीवन भर रहता है। उनमें से एक है ए.जेड.टी. जो कि एच.आई.वी. बढ़ने को रोक देता है पर इसका कोई इलाज नहीं है जबकि अन्य संक्रामक रोगों तथा कैंसर के इलाज की दवाएँ उपलब्ध हैं।

3

गर्भावस्था के लक्षण

सामान्य रूप से गर्भावस्था 13 से 50 वर्ष तक की अवस्था में हो सकता है। सामान्य रूप से गर्भावस्था 40 सप्ताह अथवा 280 दिन की मानी जाती है। गर्भावस्था की गणना रजोस्राव चक्र के अन्तिम दिन से प्रसव के दिन तक की जाती है। गर्भावस्था की पहचान कुछ विशेष संकेतों तथा लक्षणों द्वारा की जाती है। लक्षण और संकेत, दोनों को सम्मिलित करके डॉक्टर गर्भावस्था की पहचान करता है। संकेत और लक्षणों को तीन भागों में विभक्त किया जा सकता है, जैसे विधायक संकेत, सम्भाव्य संकेत तथा पूर्वकल्पित या व्यक्तिगत संकेत।

विधायक संकेत चौथे मास के बाद ही पहचान में आते हैं। भ्रूण के हृदय की गति को सुनना एवं गिनना, परीक्षण द्वारा भ्रूण की सक्रिय गतिशीलता का ज्ञान, एक्सरे द्वारा भ्रूण के कंकाल को पहचानना आदि विधायक संकेत के अन्तर्गत आते हैं। सम्भाव्य संकेतों को बहुत जल्द पहचाना जा सकता है। पेट के भाग का बढ़ जाना, गर्भाशय की आकृति, आकार एवं बनावट में परिवर्तन, ग्रीवा में परिवर्तन, गर्भाशय की पेशियों का लगातार, पीड़ा रहित, अनियमित प्रकुंचन, भ्रूण की स्थिति की रूपरेखा को निर्धारित करना, वजन का बढ़ना आदि संभाव्य संकेत के अन्तर्गत आते हैं। मासिक धर्म का रुक जाना, स्तनों का बढ़ना, पीड़ा होना, चूचुकों के रंग में परिवर्तन आना, उल्टी आना, जी का मिचलाना, गर्भ स्पन्दन या भ्रूण का हिलना, योनि एवं ग्रीवा का रंग नीला होना, बार-बार मूत्र त्याग करना आदि पूर्वकल्पित या व्यक्तिगत संकेत के अन्तर्गत आते हैं।

गर्भावस्था की पहचान अवधि के अनुसार दो तरह से की जाती है–

1. प्रथम 5 माह के संकेत एवं लक्षण,
2. द्वितीय 5 माह के संकेत एवं लक्षण।

गर्भावस्था के लक्षण (Symptoms of Pregnancy)

प्रथम 5 माह की अवधि के लक्षण

(1) **मासिक चक्र का रुक जाना**–मासिक चक्र के रुकने के कई कारण हैं। जैसे–संवेगात्मक तनाव, हार्मोन का असंतुलन, स्थानीय गर्भाशयी स्थिति, वातावरण या परिवेश में बदलाव, नाड़ी विकास आदि। लेकिन यदि किसी स्त्री का रजोधर्म नियमित रहा हो और अचानक मासिक चक्र रुक जाए तो गर्भ की संभावना बढ़ जाती है। बच्चे को दूध पिलाते समय भी ऋतु स्राव नहीं होता है। यदि मासिक धर्म के रुकने के साथ ही साथ, स्तनों का बढ़ना, बार-बार मूत्र त्याग करना आदि लक्षण भी मौजूद हों तो स्त्री के गर्भवती होने की प्रबल संभावना होती है।

(2) **जी मिचलाना और उल्टी आना**–जी मिचलाना और उल्टी आना गर्भवती स्त्री के सामान्य लक्षण हैं। प्रातःकाल गर्भवती स्त्री का जी मिचलाना व उल्टी आना सामान्य सी बात है। गर्भ धारण करने के उपरान्त छठे सप्ताह से बारहवें सप्ताह तक यह लक्षण अत्यन्त सामान्य है। लेकिन चौदहवें सप्ताह के बाद यह लक्षण विलीन होते देखे गए हैं। जी मिचलाना व उल्टी आने का एक कारण यह भी हो सकता है कि रक्त में शोनेडोट्रोपिन-जरायु युक्त हार्मोन के प्रभाव से आमाशय की गतिविधियों पर नियन्त्रण कम हो जाता है। अधिक वमन से रक्त गाढ़ा पड़ने लगता है और अम्लीयता की स्थिति उत्पन्न हो सकती है। इस समय निर्जलीकरण की स्थिति भी उत्पन्न हो सकती है। अतः यदि दो से अधिक बार वमन होता है तो इस स्थिति को असामान्य समझकर तुरन्त डॉक्टर की सलाह लेना उचित होगा। यह लक्षण 50% स्त्रियों में ही पाया जाता है। इसमें जिह्वा साफ होती है और स्वास्थ्य भी साधारण होता है। यह लक्षण सुबह के अतिरिक्त दोपहर के भोजन के पश्चात् भी देखा जा सकता है।

(3) **स्तनों के आकार और आकृति में बदलाव**–गर्भवती स्त्री के स्तनों के आकार व आकृति में बदलाव आता है जैसे, स्तनों के आकार में वृद्धि होती है, वे नरम होने लगते हैं और इनमें कभी-कभी पीड़ा भी होती है। इस अवस्था में स्तनों के आकार बड़े हो जाते हैं और चुचूकों का रंग गहरा होने लगता है। शिराओं का जाल बढ़ने लगता है और इनमें गाँठे पड़ने जैसा अनुभव होने लगता है लेकिन वास्तव में छूने पर अपेक्षाकृत नरम प्रतीत होते हैं। चुचूकों के रंग का गहरा होना स्थायी होती है। कभी-कभी चुचूकों से साफ पीले रंग के तरल पदार्थ का स्राव भी होता है। गर्भावस्था में पेट के आकार की वृद्धि से पहले ही स्तनों के वृद्धि को देखा जा सकता है।

(4) **बार-बार मूत्र त्यागना**–गर्भाधान के प्रथम बारह सप्ताह तक बढ़ते हुए गर्भाशय का भार मूत्राशय पर पड़ने के कारण गर्भवती स्त्री को बार-बार मूत्र त्यागने की इच्छा होती है। यह क्रिया रात्रि की तुलना में दिन में अधिक बार होती है, क्योंकि खड़े होने की स्थिति में बढ़ते गर्भाशय का भार मूत्राशय पर पड़ता है। मूत्राशय की श्लेष्मिक झिल्लियों की भरे होने से भी अधिक बार मूत्र त्यागने की इच्छा का अनुभव होता है। बार-बार मूत्र त्यागने की क्रिया से स्त्री को असुविधा और पीड़ा का अनुभव होता है।

(5) **पेट का बढ़ना**–गर्भाशय के आकार में वृद्धि होने से पेट का बढ़ना सहज ही है लेकिन आँतों के फूल जाने से भी पेट बढ़ जाता है। इसके अतिरिक्त अण्डाशय की पुटी ट्यूमर या वसा के जमने से भी पेट बढ़ने लगता है।

(6) **भ्रूण की सक्रियता**–भ्रूण की सक्रियता का अनुभव गर्भाधान के लगभग 20 वें सप्ताह बाद अनुभव किया जाता है। ऐसा लगता है कि उदर में कोई सजीव वस्तु गतिशील है। प्रथम बार उसे बेहोशी हो सकती है और उसका जी भी मिचला सकता है। 'जी मिचलाना' का सम्पूर्ण गर्भावधि में विद्यमान रहना भी सम्भव है। भ्रूण की इस गतिशीलता की तिथि का विशेष महत्त्व होता है, क्योंकि इससे प्रसव के दिन के बारे में निश्चित रूप से कहा जा सकता है।

अन्तिम 5 मास की अवधि के लक्षण

(1) **स्तनों के आकार और भार में वृद्धि**–गर्भावस्था के अन्तिम पाँच मासों में स्तनों का भार अधिक बढ़ जाने के कारण गर्भवती स्त्री को अत्यधिक असुविधा अनुभव होती है। ऐसा ग्रन्थियों के विकसित होने के कारण ही होता है।

(२) अन्तःउदरीय रक्तचाप का बढ़ना–इस अवस्था में अन्तःउदरीय रक्तचाप में वृद्धि होती है। इस वृद्धि के कारण ही पेशियों में पीड़ादायक संकुचन होने लगते हैं। इस अवधि में पैरों में सूजन का आना तथा योनिमार्ग एवं पैरों की शिराओं का फूल जाना भी सम्भव होता है।

(३) श्वास लेने में असुविधा–गर्भावस्था की इस अवधि में मध्य पेट पर अधिक दबाव पड़ने से श्वास लेने में कठिनाई होती है। इससे उथले श्वास या हवा की भूख उत्पन्न हो सकती है तथा हृदय की धड़कन भी बढ़ जाती है।

(4) हल्कापन का अनुभव–प्रसव के दो अथवा तीन सप्ताह पहले लक्षणों में एकदम से परिवर्तन आता है। इसको हल्का होने का अनुभव कहते हैं। इस स्थिति में भ्रूण का सिर नीचे की ओर उतरता है, इससे उदरीय चाप कम हो जाता है। इससे राहत महसूस होती है।

गर्भावस्था के संकेत (Signs of Pregnancy)

प्रथम 5 माह की अवधि के संकेत

गर्भवती स्त्री के प्रथम 5 मास की अवधि में उत्पन्न कुछ प्रमुख संकेतों के आधार पर डॉक्टर स्त्री को गर्भवती घोषित करता है जो इस प्रकार हैं–

(1) **गर्भाशय के परिवर्तनों से उत्पन्न संकेत**–गर्भाशय के आकार की वृद्धि से चिकित्सक को यह पता चल जाता है कि स्त्री गर्भवती है। गर्भवती होने के बाद गर्भाशय का आकार गोल हो जाता है और वह पहले की तुलना में अधिक नरम हो जाता है। इस स्थिति का मुख्य कारण रक्त प्रवाह का बढ़ना होता है। ग्रीवा एवं योनि मार्ग का नीला होना तथा दोनों का अधिक नरम होना भी गर्भवती होने का संकेत है। गर्भाशय का अग्रभाग जिसे कण्डस कहा जाता है, 16 वें सप्ताह से 22 वें सप्ताह के बीच नाभि तक पहुँच जाता है। इस अवधि में इसके नाभि तक न पहुँच सकने की स्थिति में यह समझ लेना चाहिए कि भ्रूण या तो कुपोषण का शिकार बन गया है अथवा मृत हो गया है। परीक्षण द्वारा ही यह पता किया जा सकता है कि गर्भाशय की पेशियों में पीड़ा रहित प्रकुंचन होने लगती है जो कि 30 सेकण्ड तक रहती हैं।

(2) **भ्रूण की उपस्थिति से उत्पन्न संकेत**–लगभग सोलहवें सप्ताह तक भ्रूण के आकार की अपेक्षा उल्व की मात्रा अधिक होती है जिससे पेट पर हाथ रखकर योनि परीक्षण करने से भ्रूण का उछलना स्पष्ट पता चल जाता है। इसको गोल ताड़ना कहते हैं। चौबीसवें सप्ताह के बाद भ्रूण के विभिन्न भागों का, उसकी गतिशीलता का पता लग जाता है। इस समय स्टेथोस्कोप द्वारा भ्रूण के हृदय की धड़कन भी सुन सकते हैं। यह माता के हृदय की गति से दुगुनी होती है। कहने का आशय यह है की यह धड़कन प्रति मिनट 120 से 160 बार होती है।

(३) **स्तनों एवं त्वचा के परिवर्तनों से उत्पन्न संकेत**–चिकित्सक स्तन ग्रन्थियों के किनारे पर बन आये गाँठ का अनुभव करके तथा चुचुकों के रंग के गहरापन का निरीक्षण करके भी गर्भ होने की स्थिति की सूचना दे सकने में समर्थ होता है। बारहवें सप्ताह में चुचुकों की वर्णकता तथा इनसे साफ पीले रंग के तरल पदार्थ के स्राव द्वारा भी स्थिति की जानकारी करना आसान हो जाता है। इस अवस्था में स्त्री के अनन्तर स्तनों पर शिराएँ दिखाई देने लगती हैं और निशान भी बन जाते हैं।

अन्तिम 5 माह की अवधि के संकेत

चिकित्सकों ने अपने निरीक्षण के बाद गर्भावस्था के अन्तिम पाँच माह में निम्नलिखित संकेतों की जानकारी दी है–

(1) **भ्रूण के हृदय की धड़कन को अनुभव करके उसकी गणना करना**–भ्रूण के हृदय की धड़कन सामान्यतः प्रति मिनट 120 से 160 बार होती है। आधुनिक काल में भ्रूण के हृदय की गति को एवं भ्रूण की गतिशीलता को जानने के लिए एक नए उपकरण अल्ट्रासोनिक डिटेक्टर का प्रयोग हो रहा है। सन् 1965 ई. में श्री डोनाल्ड नामक वैज्ञानिक ने इस उपकरण का आविष्कार किया था। नियमित मासिक धर्म के दस दिन बाद ही इस उपकरण की सहायता से पता लगाया जा सकता है कि गर्भ ठहर गया है या नहीं। यदि उत्तर सकारात्मक होता है तो यह भी ज्ञात किया जा सकता है बच्चा अकेला है या जुड़वाँ। यह उपकरण यद्यपि मंहगा है तथापि संकट की सम्भावना की स्थिति में इसकी सहायता उपयोगी सिद्ध होती है।

(2) **भ्रूण की गतिशीलता का प्रत्यक्षीकरण**–इस अवधि में चिकित्सक पेट तथा योनि का परीक्षण करके भ्रूण की स्थिति के बारे में जानकारी दे सकता है।

(3) **भ्रूण की बाह्य परिधि का पता करना**–डॉक्टर गर्भावस्था के अन्तिम पाँच माह में उदर पर हाथ द्वारा परीक्षण करके भ्रूण की परिधि का पता लगा सकता है।

(4) **अन्य परीक्षण**–इस अवधि में गर्भवती स्त्री के सुबह के मूत्र के परीक्षण से चिकित्सक यह पता लगा लेता है कि उसमें जरायु गोनेडोट्रोपिन हार्मोन विद्यमान है या नहीं। उसको जब नर चूहों के शरीर में इन्जेक्ट किया जाता है तब कुछ ही घण्टों में चूहों की ग्रन्थियों में सक्रियता पाई जाती है। गर्भवती स्त्री के रक्त में भी इस जरायु गोनेडोट्रोपिन की उपस्थिति होती है। इस परीक्षण को चौथे सप्ताह करके भी निश्चित रूप से कहा जा सकता है कि स्त्री गर्भवती है या नहीं। जब गर्भवती स्त्री के मूत्र की ऐसे रक्त वारी के साथ प्रतिक्रिया की जाती है जिसमें एण्टी कोरिओनिंक गोनेडोट्रोपिन पाया जाता है, तब वह अदापीन हो जाता है। यदि स्त्री गर्भवती नहीं है तो मूत्र के मिलाने पर लाल रक्त कण परस्पर चिपक जाते हैं तथा पीले भूरे रंग का अवक्षेप देते हैं।

कुछ चिकित्सक गर्भावस्था का पता लगाने के लिए स्त्री को अधिक मात्रा में हार्मोन ईस्ट्रोजन तथा प्रोजेस्टीरोन देते हैं जिससे स्त्री के, गर्भवती न होने की अवस्था में अल्प समय में ही रक्त स्राव हो जाता है। रक्त स्राव न होने की दशा में यह स्पष्ट हो जाता है कि स्त्री गर्भवती है। आजकल यह परीक्षण सुरक्षित नहीं माना जाता क्योंकि इस प्रकार के परीक्षण से गर्भपात होने की प्रबल सम्भावना होती है।

गर्भ परीक्षण (Pregnancy Test)

गर्भ परीक्षण में रक्त अथवा मूत्र में उस विशिष्ट हारमोन को परखा जाता है, जो गर्भवती होने पर ही महिला में रहता है। ह्यूमक कोरिओनिक गोनाडोट्रोपिन (एच सी जी) नामक हारमोन को गर्भ हारमोन भी कहते हैं जब निषेचित अण्डा गर्भाशय से जुड़ जाता है तो आपके शरीर में एच.सी.जी. नामक गर्भ हारमोन बनता है। सामान्यतः गर्भधारण के छह दिन बाद ऐसा होता है।

घर में गर्भ परीक्षण (एच.पी.टी.)

यह गर्भ परीक्षण स्वयं अपने घर पर सुगमता पूर्वक किया जा सकता है। यह एक सर्वसुलभ परीक्षण कीमत 40-50 रुपये होती है। महिला को एक साफ शीशी में अपना 5 मिली मूत्र लेना होता है और परीक्षण के लिए किट में दिए गए विशिष्ट पात्र में दो बूंद मूत्र डालना होता है। उसके बाद कुछ मिनट तक इन्तजार करना होता है। अलग-अलग ब्रान्ड के किट इन्तजार का समय अलग-अलग हैं। समय बीतने पर रिजल्ट विंडों पर देखें। यदि एक लाईन या जमा का चिन्ह देखे तो समझ लें कि आपने

गर्भ धारण कर लिया है। लाईन हल्की हो तो भी कोई फर्क नहीं पड़ता। हल्की हो या स्पष्ट अर्थ सकारात्मक माना जाता है।

एक बार पीरियड न होने पर कितनी जल्दी एच.पी.टी. से सही सही परिणाम प्राप्त कर सकते हैं? बहुत से एच.पी.टी. पीरियड के निश्चित तिथि तक न होने पर 99 प्रतिशत उसी दिन सही परिणाम बताने का दावा करते हैं। एच.पी.टी. से नकारात्मक परिणाम पाकर भी क्या गर्भ धारण की सम्भावना हो सकती है? हाँ, इसलिए अधिकतर एच.टी.पी. महिलाओं को कुछ दिन या सप्ताह बाद पुनः परीक्षण करने का सुझाव देते हैं।

रक्त और पेशाब की जाँच

एक स्वस्थ महिला को प्रत्येक माह मासिक-स्राव (माहवारी) होता है। गर्भ ठहरने के बाद मासिक-स्राव होना बँद हो जाता है। इसके साथ-साथ दिल का खराब होना, उल्टी होना, बार-बार पेशाब का होना तथा स्तनों में हल्का दर्द बना रहना आदि साधारण शिकायतें रहती हैं। इन शिकायतों को लेकर महिलाएँ, स्त्री रोग विशेषज्ञ के पास जाती हैं। डॉक्टर महिला के पेट और योनि की जाँच करती है और बच्चेदानी की ऊँचाई को देखती है। गर्भधारण करने के बाद बच्चेदानी का बाहरी भाग मुलायम हो जाता है। इन सभी बातों को देखकर डॉक्टर महिला को माँ बनने का संकेत देता है। इसी बात को अच्छे ढंग से मालूम करने के लिए डॉक्टर रक्त या मूत्र की जाँच के लिए राय देता है।

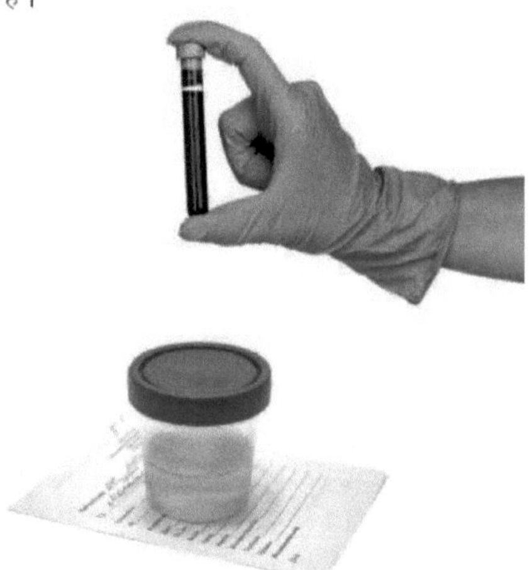

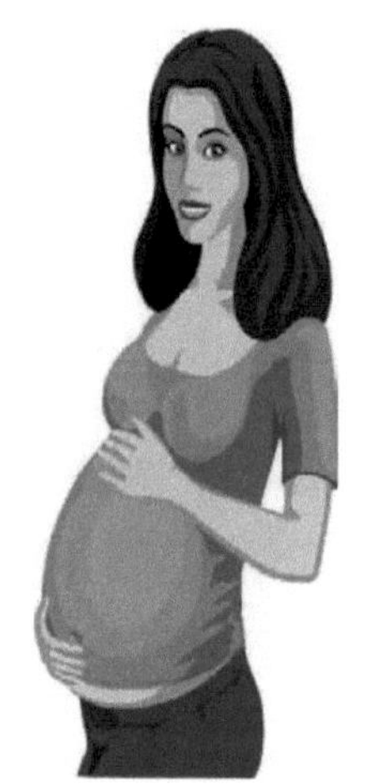

गर्भवती महिलाओं के रक्त और मूत्र में एच.सी.जी. होता है जो कौरिऔन से बनता है। ये कौरिऔन ओवल बनाती है। ओवल का एक भाग बच्चेदानी की दीवार से तथा नाभि से जुड़ा होता है। इसके शरीर में पैदा होते ही रक्त और मूत्र में एच.सी.जी. आ जाता है। इस कारण महिला को अगले महीने के बाद से माहवारी होना रुक जाता है। एच.सी.जी. की जाँच रक्त या मूत्र से की जाती है। साधारणतया डॉक्टर मूत्र की जाँच ही करा लेते हैं। जाँच माहवारी आने के तारीख के दो सप्ताह बाद करानी चाहिए ताकि जाँच का सही परिणाम मालूम हो सके। यदि जाँच दो सप्ताह से पहले ही करवा लिया जाए तो परिणाम हाँ या नहीं में मिल जाता है। यह वीकली पजीटिव कहलाता है।

सामान्य परीक्षण

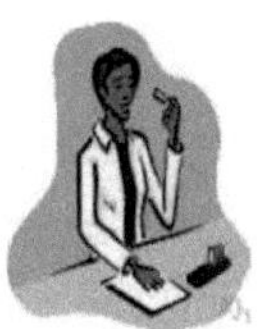

सामान्य गर्भावस्था में भी किन-किन रोगों का परीक्षण नियमित रूप से किया जाता है?

लगभग सभी सामान्य गर्भों के दौरान एड्स, हैपेटिटिस-बी, सिफलिस, आर.एच. अनुपयुक्तता और रूबेला का नियमित परीक्षण किया जाता है। गर्भकाल में अलग-अलग समय पर रक्त के सैम्पल लेकर डॉक्टर इन स्थितियों का परीक्षण करते हैं।

जन्मजात रोगों के सम्बन्ध में कब चिन्ता करनी चाहिए?

आपके बच्चे को जन्मजात रोगों का खतरा अधिक हो सकता है, यदि वह निम्नलिखित तीन कारणों में से किसी में आता है–

1. पहले बच्चे में जन्मजात रोग।
2. परिवार में जन्मजात विकारों का इतिहास जिनके दोहराये जाने की सम्भावना रहती है।
3. यदि माँ की उम्र 35 वर्ष से अधिक हो तो बच्चे में अभावपरक संलक्षणों का खतरा बढ़ जाता है।

क्या सामान्य रक्त परीक्षणों से जन्मजात विकारों को परखा जा सकता है?

अध्ययन से पता चलता है कि प्रसव पूर्व होने वाली रक्त की जाँचों से 90 प्रतिशत जन्मजात विकारों का पता नहीं चल पता है। जाने जा सकने योग्य 10 प्रतिशत जन्मजात रोगों के लिए अलग से चार प्रकार के टेस्ट हैं–एमनियोसेन्टीसिस, करौलिक विलि सैम्पलिंग, अल्फा फैटो प्रोटीन (ए एफ पी) जैसे टेस्ट और अल्ट्रासाउण्ड स्कैनस।

गर्भस्थ शिशु का विकास (Prenatal Development)

गर्भकालीन अवस्था गर्भाधान से लेकर शिशु जन्मपूर्व तक की सम्पूर्ण अवस्था को मानी जाती है, जो कम से कम 180 दिन और अधिक से अधिक 334 दिन की होती है।

गर्भित डिम्ब का आरोपण तथा वृद्धि

गर्भाधान के 24 घन्टों के अन्दर ही गर्भित अण्डाणु के विकास की क्रिया प्रारंभ हो जाती है। विकास क्रम में एक कोशिका एक से दो, दो से चार, चार से आठ इसी क्रम में बढ़ती जाती है, जो लगभग 9 माह में सम्पूर्ण मानव शिशु के रूप में विकसित हो जाती है। कोशिका वृद्धि की सबसे बड़ी विशेषता यह होती है कि प्रत्येक नयी कोशिका गुण व रूप में अलग-अलग भागों, जैसे–अस्थियों माँसपेशियों, त्वचा, तांत्रिकाओं आदि का निर्माण करती है। लगभग नौ दिनों तक गर्भित अण्डाणु में यह कोशिका विभाजन की क्रिया चलती रहती है। 9 से 10 वें दिन के बीच यह गर्भित अण्डाणु खिसककर गर्भाशय में पहुँच जाता है और गर्भाशय की दीवार में गहराई से चिपक जाता है,

गर्भकालीन विकास की विशेषतायें

गर्भकालीन विकास में निम्न विशेषतायें पायी जाती हैं–

1. यह अवस्था गर्भाधान से लेकर जन्म के पूर्व तक चलती है।
2. इस अवस्था में अन्य अवस्थाओं की तुलना में विकास की गति बहुत तीव्र होती है।
3. इस अवस्था में मुख्यतः शारीरिक विकास ही होता है।
4. समस्त शरीर रचना, भार, आकार तथा आकृतियों का निर्माण इसी अवस्था में होता है।

इस क्रिया को आरोपण कहते हैं। इस समय शिशु माँ पर अपने पोषण के लिये आश्रित हो जाता है।

आरोपण क्रिया के दौरान गर्भित अण्डाणु की ऊपरी परत फटकर असमान आकार ग्रहण कर लेती है। यह परत उसे गर्भाशय की दीवार से चिपकाये रखने का कार्य करती है। अब इसमें दो परतें होती हैं। बाह्य परत कोरिऑन तथा अंदर वाली परत एम्नीऑन कहलाती है। प्रथम तीन सप्ताह के अन्दर कोरिऑन में उंगलियों जैसे नुकीले उभार बन जाते हैं। इन उभारों में से कुछ ही दिनों में रुधिर वाहिनियाँ बन जाती हैं जिनमें से कुछ रुधिर वाहिनियाँ मिलकर नाभि धमनी और नाभि शिरा का निर्माण करती हैं। दो नाभि धमनियाँ तथा एक नाभि शिरा मिलकर नाभि रज्जु का निर्माण करती हैं।

गर्भाशय की दीवार में जिस स्थान पर गर्भित अण्डाणु आरोपित होता है वहाँ की दीवार का पृष्ठ भाग गर्भनाल के रूप में विकसित होता है। इसे अपरा भी कहते हैं। सम्पूर्ण गर्भकालीन अवस्था में यह बढ़कर लगभग 15 से 18 सेमी. व्यास की तथा 450 ग्राम भार की हो जाती है। शिशु जन्म के समय यह स्वतः ही गर्भाशय की दीवार से अलग हो जाती है। गर्भनाल माँ के रक्त से शिशु को पोषित करने का कार्य करती है। गर्भनाल का निर्माण शिशु और माँ दोनों के ही शरीर के भागों से होता है। इसमें गर्भाशय की दीवार की भीतरी परत तथा गर्भित अण्डाणु की बाह्य परत कोरिऑन सम्मिलित रहती है।

चौथे माह से गर्भस्थ शिशु का पोषण नाभि रज्जु की दो धमनियों द्वारा होने लगता है। नाभि धमनियाँ शुद्ध रक्त माँ के शरीर से लेकर गर्भनाल तक पहुँचाती हैं जिससे शिशु का पोषण होता है। अतः भ्रूण का पोषण नाभि रज्जु द्वारा गर्भनाल से रक्त प्राप्त करके होता है।

रक्त के साथ-साथ ऑक्सीजन भी गर्भस्थ शिशु माता से ही प्राप्त करता है, कार्बन डाइ-ऑक्साइड नाभि रज्जु द्वारा माता के रक्त को शिशु तक पहुँचाती हैं तथा नाभि शिरायें भ्रूणीय अशुद्ध रक्त को गर्भनाल में पहुँचाती हैं।

प्रारम्भ से ही भ्रूण की आंतरिक परत एम्नीऑन झिल्ली के अंदर पीले रंग का तरल पदार्थ का भरना आंरभ हो जाता है, जो शिशु को चारों ओर से घेरे रहता है। इसका प्रमुख कार्य शिशु को बाह्य आघातों से बचाना है। यह तरल पदार्थ गर्भाशय के तापमान को एक सा बनाये रखता है। प्रसव के समय यह थैली फट जाती है जिससे प्रसव आसान हो जाता है।

गर्भकालीन विकास की अवस्थायें

गर्भकालीन अवस्था में विकास की गति बहुत तीव्र होती है। इसलिए अध्ययन की सुविधा की दृष्टि से इसे तीन भागों में विभक्त किया गया है।

1. डिम्बावस्था।
2. भ्रूणावस्था।
3. गर्भस्थ शिशु की अवस्था।

डिम्बावस्था

डिम्बावस्था को बीजावस्था का भी नाम दिया गया है। यह अवस्था गर्भाधान से लेकर दो सप्ताह तक चलती है। इस अवस्था में गर्भस्थ जीव अण्डे के आकार का होता है, इसे जाइगोट कहते हैं। इसका आकार आलपिन के सिर के समान होता है और इसके अंदर लगातार कोशिका विभाजन की क्रिया चलती रहती है लेकिन ऊपर से इसके स्वरूप में कोई बदलाव नहीं आता है। लगभग एक सप्ताह तक यह अण्डाकार जीव गर्भाशय की दीवार से चिपक जाता है। इस क्रिया को आरोपण कहते हैं। यह क्रिया गर्भाधान के 10 दिन के पश्चात् होती है। आरोपण क्रिया में थायरॉइड और पिट्यूटरी ग्रंथि मद्दगार होती है।

अगर माँ के शरीर में थायराइड तथा पिट्यूटरी ग्रंथियाँ अपना कार्य ठीक तरह से नहीं करती हैं तो आरोपण क्रिया सम्पन्न नहीं हो पाती है। परिणामस्वरूप जाइगोट अपना पोषण स्वयं अधिक दिनों तक न कर पाने के कारण मृतप्राय हो जाता है जिससे आगे का विकास समाप्त हो सकता है।

आरोपण क्रिया के क्रम में जाइगोट की ऊपरी परत फट कर असमान आकार ले लेती है और यही उसे गर्भाशय से चिपकाये रखने का कार्य करती है। यहीं से गर्भनाल की रचना शुरू हो जाती है। गर्भनाल से ही डिम्ब माता के रक्त से अपना पोषण करता है।

भ्रूणावस्था

यह गर्भकालीन विकास की दूसरी अवस्था है, जो तीसरे सप्ताह से लेकर दूसरे मास के अंत तक चलती है। गर्भकालीन विकास की दृष्टि से यह अत्यन्त महत्त्वपूर्ण अवस्था है क्योंकि समस्त शरीर रचना, आकार तथा आकृतियों का निर्माण इसी अवस्था में होता है। इस अवस्था के अन्त तक भ्रूण मानव आकृति प्राप्त कर लेता है। इस अवस्था में विकास की गति बहुत तीव्र होती है जिससे भ्रूण के अंदर अनेकों महत्त्वपूर्ण परिवर्तन होते हैं। शरीर के सभी प्रमुख अंगों का निर्माण इसी अवस्था में होता है। दूसरे माह के अंत तक भ्रूण का स्वरूप नवजात शिशु के समान नहीं होता है। सिर का आकार अन्य अंगों की अपेक्षा बड़ा होता है, कान भी सिर से काफी नीचे प्रतीत होते हैं, नाक में भी केवल एक छिद्र होता है और माथा काफी चौड़ा दिखायी देता है।

भ्रूणावस्था में जो भी विकास होता है वह तीन परतों से होता है। कोशिका विभाजन की निरन्तरता से डिम्ब तीन परतों में बँट जाता है। प्रथम परत बाह्य परत कहलाती है। इससे त्वचा, बाल नाखून, दाँत त्वचा, त्वचा ग्रंथियाँ तथा नाड़ी मण्डल का निर्माण होता है। द्वितीय परत मध्य परत कहलाती है। इससे त्वचा के भीतरी भाग माँसपेशियों का निर्माण होता है। तीसरी परत आंतरिक परत कहलाती है। इससे सम्पूर्ण पाचन तंत्र, फेफड़े, यकृत तथा विभिन्न ग्रंथियों का निर्माण होता है।

भ्रूणावस्था का महत्त्व–प्राणी के विकास की दृष्टि से भ्रूणावस्था अत्यधिक महत्त्वपूर्ण अवस्था है। इस अवस्था में होने वाला विकास जीवनपर्यन्त तक विकास के विभिन्न क्षेत्रों को प्रभावित करता है क्योंकि समस्त शरीर रचना, आकार तथा आकृतियों का निर्माण इसी अवस्था में होता है। इसलिये यदि इस अवस्था के विकास में कोई रूकावट आ जाती है या किसी अंग का विकास नहीं हो पाता है तो बाद के विकास क्रम में उसका विकसित होना संभव नहीं होता है। अतः इस अवस्था में गर्भवती महिलाओं को विशेष सावधानी रखने की आवश्यकता होती है। अनुपयुक्त तथा असंतुलित भोजन, मानसिक तनाव, संवेगात्मक आघात, रोग व चोट, गर्भकालीन एक्सरे, गर्भकालीन औषधियाँ सभी भ्रूण के विकास को प्रभावित करती हैं। अतः गर्भवती महिलाओं को चाहिये कि वह संतुलित व पौष्टिक भोजन लें, संवेगात्मक तनावों से बचें तथा भ्रूण को हानि पहुँचाने वाली सभी परिस्थियों से बचें। असावधानी से गर्भपात हो जाता है।

भ्रूणावस्था में नाभिनाल का विकास भी तीव्र गति से होता है। प्रारंभ में यह पतले धागे के समान होती है परन्तु धीरे-धीरे यह अंगूठे की मोटाई के आकार की हो जाती है। एक ओर यह भ्रूण से तथा दूसरी ओर यह नाभि रज्जु से जुड़ी रहती है।

भ्रूणावस्था में ही भ्रूण के चारों ओर थैली का निर्माण हो जाता है। इसमें तरल पदार्थ भरा होता है जिसे उल्व कहते हैं। यह तरल पदार्थ भ्रूण को चोट आदि से बचाता है। शिशु विकास के साथ-साथ इस सुरक्षात्मक थैली का आकार भी बढ़ता जाता है। इस थैली में भरा हुआ तरल

पदार्थ प्रसव के समय शिशु को गर्भ द्वार से बाहर आने में मदद करता है। नाभिनाल तथा नाभि रज्जु शिशु को ऑक्सीजन, पानी और भोजन रक्त के द्वारा पहुँचाती है। नाभिनाल छलनी का भी कार्य करती है।

गर्भस्थ शिशु की अवस्था

गर्भकालीन विकास की तीसरी तथा आखिरी अवस्था गर्भस्थ शिशु की अवस्था कहलाती है। यह तीसरे माह के प्रारंभ से जन्म लेने के पूर्व तक होती है। यह अवस्था निर्माण की नहीं अपितु विकास की होती है क्योंकि भ्रूणावस्था में जिन-जिन अंगों का निर्माण हो जाता है, उन्हीं का विकास इस अवस्था में होता है। इस अवस्था के प्रारंभ होने से अंत तक प्रत्येक माह गर्भस्थ शिशु के भार तथा लम्बाई में निरंतर वृद्धि होती रहती है।

तीसरा माह—तीसरे महीने से प्रत्येक महीने गर्भस्थ शिशु के भार तथा आकार में वृद्धि होती रहती है। तीसरे माह के अंत तक लम्बाई 6 सेमी. तथा भार 3/4 औंस हो जाता है। हाथ तथा पैरों में अँगुलियाँ बन जाती हैं तथा समस्त शरीर पर पतली मुलायम गुलाबी रंग की त्वचा आ जाती है। गर्भ का पोषण अब गर्भनाल से नाभि रज्जु द्वारा होने लगता है।

चौथा माह—चौथे माह में शिशु का सिर अधिक बड़ा हो जाता है तथा सिर पर छोटे-छोटे बाल भी आ जाते हैं। इस समय शिशु की लम्बाई 11-13 सेमी. तथा भार 110 ग्राम हो जाता है। हाथ पैर की उँगलियों में नाखून बन जाते हैं तथा कमर स्पष्ट हो जाती है तथा मसूड़ों के अंदर दाँतों के विकास की प्रक्रिया प्रारंभ हो जाती है। गर्भवती के पेट का आकार कुछ बड़ा हो जाता है।

पाँचवाँ माह—पाँचवें माह में शिशु की लम्बाई 20 सेमी. तथा भार 300 ग्राम हो जाता है। हृदय की धड़कन प्रारंभ हो जाती है। माँसपेशियाँ सक्रिय हो जाती हैं जिससे शिशु की क्रियाशीलता में वृद्धि हो जाती है। समस्त आंतरिक अंग भी अपना कार्य प्रारंभ कर देते हैं।

छठा माह—छठवें माह में त्वचा रोंयेदार हो जाती है तथा शिशु शरीर पर तरल पदार्थ एकत्रित होने लगता है। इस अवस्था में सिर का विकास भी तीव्र गति से होता है। सिर जो कि तीसरे माह के अंत तक सम्पूर्ण शरीर का 1/3 भाग होता है, वह छठवें माह के अंत तक सम्पूर्ण शरीर का 1/2 भाग हो जाता है।

सातवाँ माह—सातवें माह में शिशु माँ के पेट में स्थिर हो जाता है और जन्म लेने तक उसी स्थिति में पड़ा रहता है।

आठवाँ माह—आठवें माह में शिशु का वजन 5 पौंड तथा लम्बाई 18 इंच हो जाती है। त्वचा लाल तथा झुर्रीदार हो जाती है। समस्त अस्थियों का निर्माण कार्य पूर्ण हो जाता है, किन्तु शरीर पर वसा भी एकत्र होने लगती है। हृदय, फेफड़े तथा नाड़ी मण्डल अनुपात में आ जाते हैं और अपना कार्य प्रारंभ कर देते हैं।

नौंवा माह—नवें माह में शिशु की त्वचा पर स्वभाविक रंग आ जाता है। सिर पर घने बाल आ जाते हैं। इस समय से शिशु गर्भाशय में धीरे-धीरे नीचे की ओर खिसकने लगता है और जन्म तक इसी स्थिति में रहता है। शिशु के जन्म के लिये 275 से 280 दिन की आवश्यकता होती है।

गर्भस्थ शिशु का क्रमिक शारीरिक विकास

गर्भस्थ शिशु का क्रमिक शारीरिक विकास निम्नलिखित तरह से होता है–

(1) **गर्भाधान के उपरांत**—इस समय इसका आकार आलपिन के सिर के समान होता है। यह धीरे-धीरे आगे गर्भाशय की ओर खिसकता है। 3 से 5 दिन में यह गर्भाशय तक पहुँच जाता है। इस समय अपना पोषण स्वयं ही करता है।

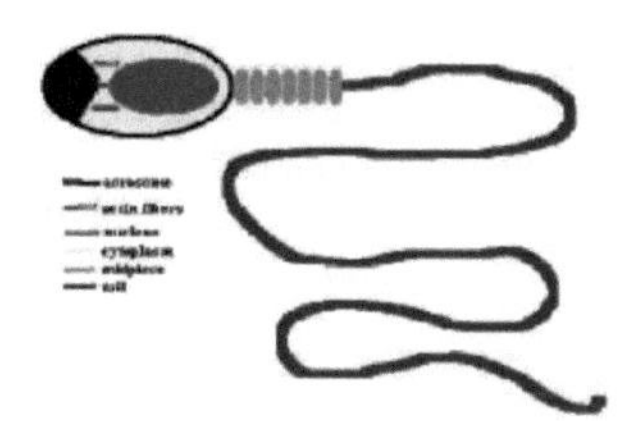

(2) **6 दिन बाद**—डिंब कोशिका विभाजन की क्रिया से बहुकोशिकीय हो जाता है और गर्भाशय की दीवारों से सम्बन्ध स्थापित कर लेता है। यह क्रिया आरोपण कहलाती है। गर्भाशय की रक्त कोशिकाओं के साथ सम्बन्ध हो जाने से अब डिंब अपना पोषण माँ के शरीर से करता है।

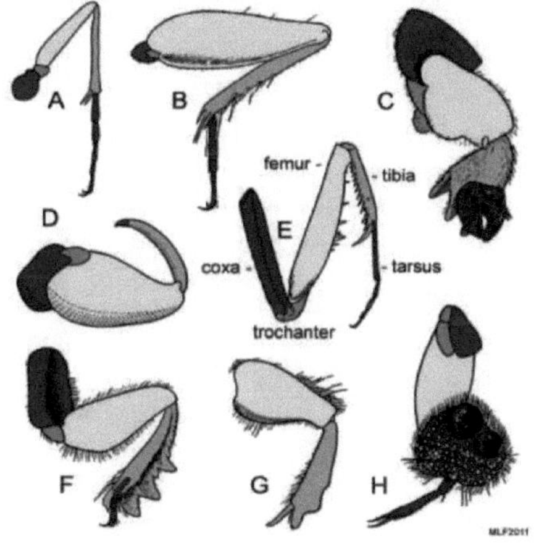

(3) **9-10 दिन**—डिंब की बाह्य सुरक्षात्मक परत समाप्त हो जाती है और डिंब के चारों ओर छोटी-छोटी अँगुलियों के समान उभारदार संरचनायें बन जाती हैं, जो गर्भनाल की रचना करती हैं।

(4) **दूसरा सप्ताह**—बहुकोशिकीय डिंब तीन अलग-अलग परतों में विभक्त हो जाता है।

(5) **तीसरा सप्ताह**—कोशिकाओं का समूह विकृत आकार का हो जाता है और शिशु के विभिन्न अंगों का निर्माण कार्य प्रारंभ हो जाता है। सिर तथा मस्तिष्क का विकास तीव्र गति से होता है, आँखों की जगह गड्ढे बन जाते हैं।

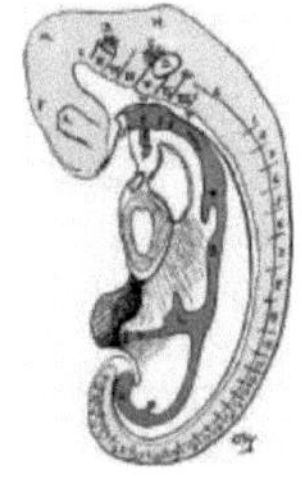

(6) **चौथा सप्ताह**–इस अवस्था में इसका आकार लगभग 0.4 सेमी. तक हो जाता है। विकास की गति तीव्र, हृदय, यकृत, पाचन तंत्र, मस्तिष्क तथा फेफड़ों का निर्माण प्रारंभ हो जाता है। इस समय माँ को यह अनुभूति होती है कि वह गर्भवती है।

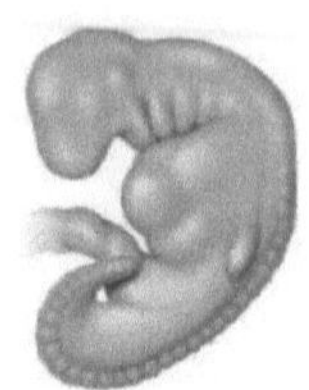

(7) **पाँचवाँ सप्ताह**–इस समय इसका आकार लगभग 1 सेमी. तक हो जाता है। भ्रूण कमान की तरह झुक जाता है और देखने में अर्द्धचन्द्राकार दिखायी देता है। रीढ़ की अस्थि का बनना प्रारंभ हो जाता है। अन्य अंगों की तुलना में सिर के विकास की गति तीव्र जाती है। इस अवस्था में हाथ पैर का बनना प्रारंभ हो जाता है।

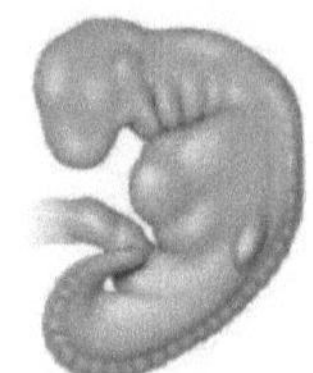

(8) **छठा सप्ताह**–इस अवस्था में लम्बाई लगभग 2.5 सेमी. तक हो जाती है। हाथ तथा पैर में उंगलियाँ बनना प्रारंभ हो जाता है। छोटी सी पूँछ भी बन जाती है। इस अवस्था में हृदय की धड़कन भी आरंभ हो जाती हैं।

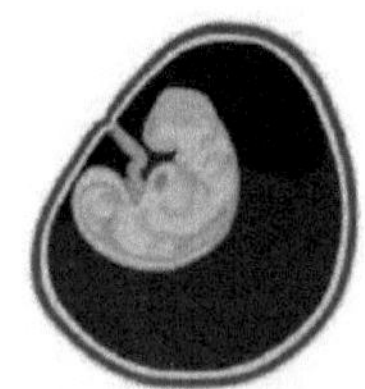

(9) **सातवाँ सप्ताह**–इस अवस्था में कान तथा पलकों का बनना प्रारंभ हो जाता है। इस समय मानव स्वरूप स्पष्ट हो जाता है। आन्तरिक अंगों का विकास भी प्रारंभ हो जाता है।

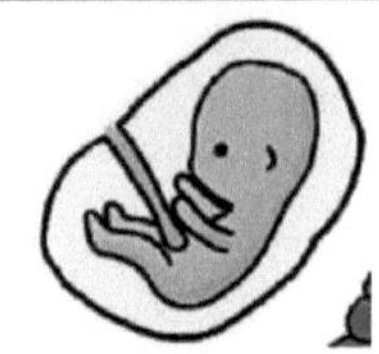

(10) **आठवाँ सप्ताह**–इस अवस्था में गर्भनाल और सुरक्षात्मक झिल्ली पूरी तरह विकसित हो जाती है। इस अवस्था में झिल्ली के समान पदार्थ भी स्रावित होने लगती है, जिसमें शिशु तैरता रहता है। इस अवस्था में आँखें तथा नाक का बनना प्रारंभ हो जाता है।

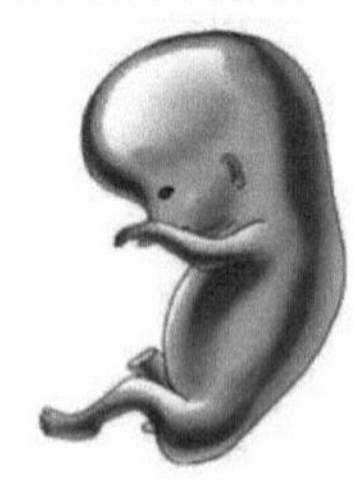

(11) **तीसरा माह**–इस समय इसका आकार लगभग 14.2 ग्राम तक हो जाता है। लम्बाई लगभग 6.5 सेमी. तक हो जाती है। इस समय आकार में वृद्धि होती है। पूँछ समाप्त हो जाता है, शरीर पर पतला पारदर्शी त्वचा चढ़ जाता है। पेट के आकार में भी वृद्धि होती है।

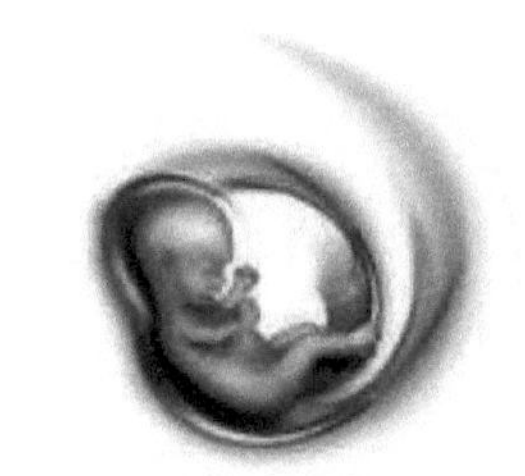

(12) **चौथा माह**–इस समय वजन लगभग 113.6 ग्राम तक हो जाता है। इसकी लम्बाई लगभग 10-12.5 सेमी. तक हो जाती है। इस समय हाथ तथा पैर की अँगुलियों का पूर्ण विकास होता है, नाखून बनना प्रारंभ हो जाता है, सिर सीधा तथा पीठ झुकी हुई संरचना में होती है, सिर पर एक दो बाल भी उग जाते हैं, मसूड़ों में दाँतों का विकास भी प्रारंभ हो जाता है, बाह्य जननांगों का निर्माण भी शुरू हो जाता है, फेफड़ों का निर्माण भी हो जाता है, लेकिन ये श्वसन के लिये तैयार नहीं होते हैं। इस समय माँसपेशियों की क्रियाशीलता भी प्रारंभ हो जाती है।

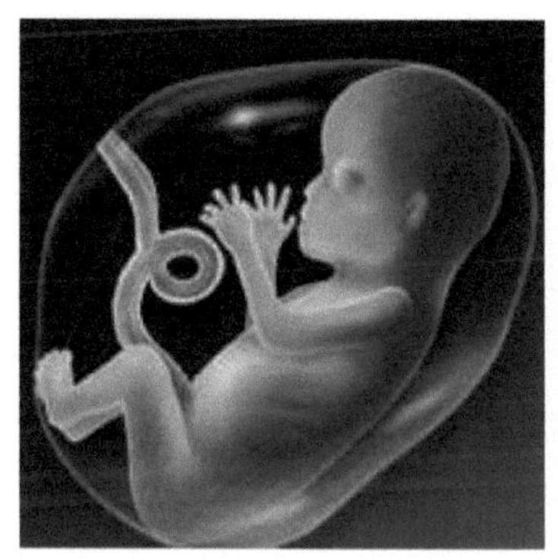

(13) **पाँचवाँ माह**–इस समय इसका वजन लगभग 298 ग्राम होता है तथा लम्बाई लगभग 20 सेमी. तक होती है। इस समय भ्रूण की हलचल भी प्रारम्भ हो जाती है, माँ के पेट के आकार में वृद्धि होने लगती है। इस अवस्था में शिशु की हृदय की धड़कन को आसानी से स्ट्रेथोस्कोप द्वारा सुना जा सकता है। माँ के द्वारा भ्रूण की हलचल का अनुभव भी किया जा सकता है।

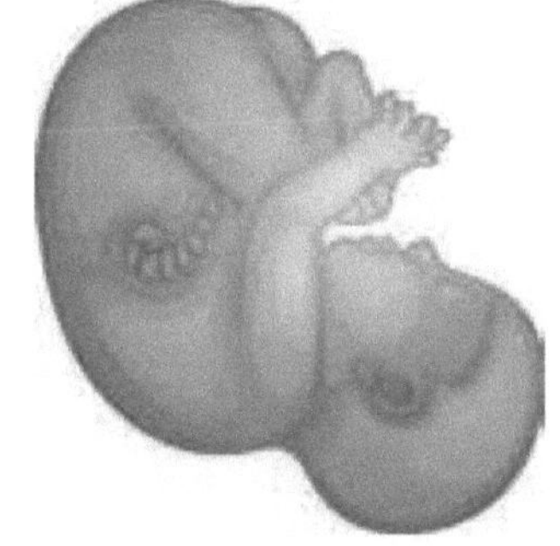

(14) **छठा माह**–इस अवस्था में इसका वजन लगभग 600 ग्राम तक होता है। इसकी लम्बाई 30 सेमी. तक होती है। इस समय लम्बाई में तेजी से वृद्धि होती है। गतिशीलता में भी वृद्धि होती है। इस समय भ्रूण जल्दी-जल्दी अपनी स्थिति में परिवर्तन करता है, वह दायें-बायें, ऊपर-नीचे गति करता रहता है। इस अवस्था में सिर पर बाल आ जाते हैं।

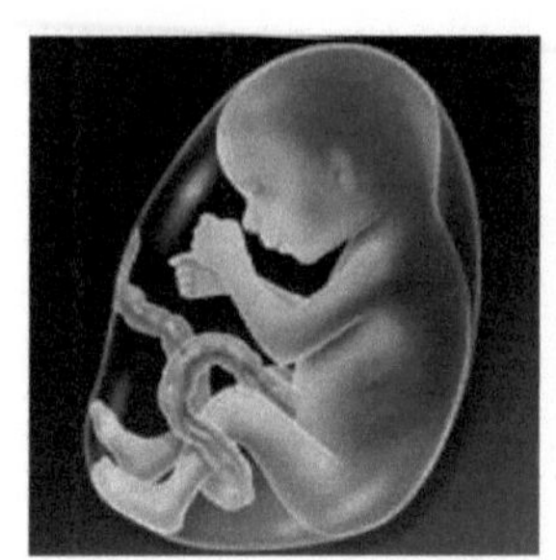

(15) **सातवाँ माह**–इस समय इसका वजन लगभग 1.1 किग्रा. होता है तथा लम्बाई 35 सेमी. होती है। आँखें खुल जाती हैं, फेफड़े पूरी तरह तैयार हो जाते हैं, भ्रूण की क्रियाशीलता में कमी, भ्रूण एक स्थिति में स्थिर हो जाता है, अधिकांशतः सिर नीचे और पैर ऊपर रहते हैं, जन्म लेने तक इसी स्थिति में रहता है। भ्रूण स्वतंत्र जीवन के लिए तैयार हो जाता है। अगर किसी कारण से 7 माह में शिशु का जन्म हो जाता है तो वह उचित देखभाल के द्वारा जीवित रह सकता है।

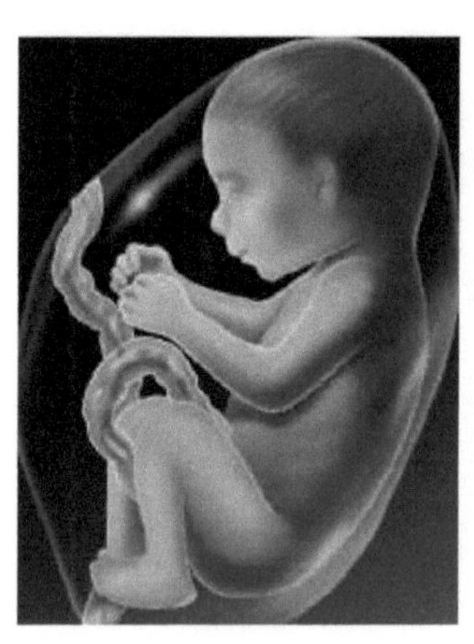

(16) **आठवाँ माह**–इस समय उसका वजन लगभग 1.9 किग्रा. होता है तथा लम्बाई लगभग 40 सेमी. होती है। इस समय शरीर पर रोंयेदार बाल आ जाते हैं, त्वचा का रंग लाल हो जाता है।

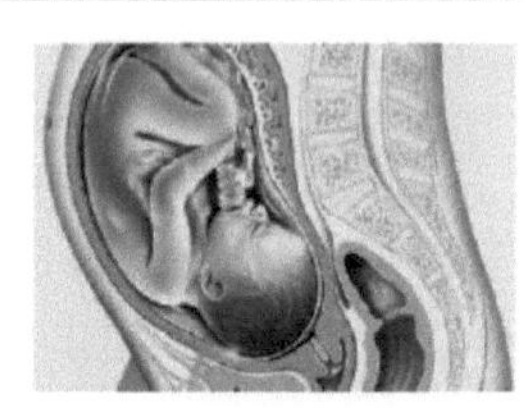

(17) **नौवाँ माह**–इस समय उसका वजन लगभग 2.75 किग्रा. होता है तथा लम्बाई लगभग 45 सेमी. होती है। इस समय सिर पर घने बाल आ जाते हैं, त्वचा के नीचे वसा एकत्र होने

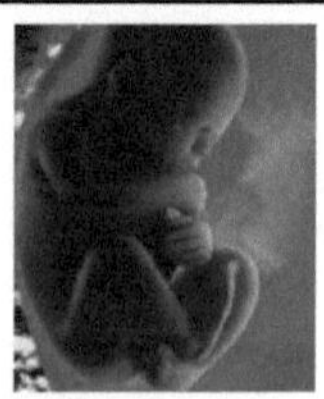

लगता है। ऊपरी त्वचा लाल तथा झुर्रीदार होती है लेकिन अस्थियों का विकास पूर्ण लेकिन लचीली होती है।

(18) **नौवें माह की समाप्ति तक**–इस समय उसका वजन लगभग 3.7 किग्रा. होता है तथा लम्बाई लगभग 50 सेमी. होती है। इस समय शरीर के सभी अंगों का पूर्ण विकास हो चुका होता है और शिशु धीरे-धीरे नीचे गर्भाशय में खिसकना प्रारम्भ कर देता है, जिससे गर्भाशय का दबाव मूत्राशय पर पड़ता है तथा गर्भवती को बार-बार पेशाब की शिकायत होती है।

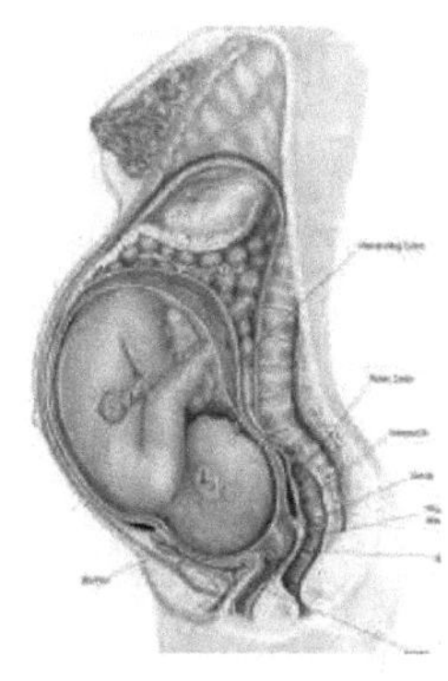

गर्भकालीन विकास को प्रभावित करने वाले तत्त्व (Elements Affecting Gestational Development)

शिशु के गर्भकालीन विकास की प्रक्रिया पर अनेक तत्त्वों का प्रभाव पड़ता है जैसे–गर्भवती स्त्री का आहार, गर्भवती स्त्री का स्वास्थ्य, माता-पिता की उम्र, माँ की संवेगात्मक अनुभूतियाँ आदि।

1. **माँ का आहार**–माँ के आहार का गर्भस्थ शिशु के विकास पर बहुत अधिक प्रभाव पड़ता है। इसलिए गर्भवती स्त्री को संतुलित आहार ग्रहण करना चाहिए।
2. **माँ का स्वास्थ्य**–गर्भस्थ शिशु माँ के स्वास्थ्य से प्रभावित होता है। अतः गर्भवती के स्वास्थ्य की उचित देखभाल करनी चाहिए।
3. **मादक द्रव्य तथा तम्बाकू**–गर्भवती को मादक द्रव्य एवं तम्बाकू का सेवन नहीं करना चाहिए। ये गर्भस्थ शिशु के स्वास्थ्य पर प्रतिकूल प्रभाव डालते हैं।
4. **माँ की संवेगात्मक अनुभूतियाँ**–अगर स्त्री गर्भावस्था में प्रसन्न रहती है, उसे किसी तरह का भय नहीं रहता है तो गर्भस्थ शिशु का विकास भी ऐसा ही होता है।
5. **माता-पिता की उम्र**–अधिक उम्र के माता-पिता की संतान का स्वास्थ्य अच्छा नहीं रहता है। वे प्रायः अस्वस्थ होते हैं जबकि कम उम्र के माता-पिता की संतान बौद्धिक एवं शारीरिक दोनों रूप से स्वस्थ होते हैं।
6. **जन्म का महीना**–गर्भकालीन विकास को जन्म का महीना भी प्रभावित करता है। जिस शिशु का जन्म गर्भ के 7 वें या 8 वें महीने में हो जाता है वे प्रायः अस्वस्थ रहते हैं।

4

शारीरिक परिवर्तन

गर्भ-धारण की प्रक्रिया पुरुष और स्त्री के सम्भोग के उपरान्त होती है। इसके लिए आवश्यक है कि पुरुष द्वारा स्त्री की योनि के माध्यम से गर्भाशय में शुक्राणुओं को प्रवेश कराया जाए। गर्भाशय में शुक्राणु स्त्री के डिम्ब (Ovum) को निषेचित करते हैं। निषेचन कि प्रक्रिया के बाद भ्रूण स्त्री के गर्भ में रहता है और एक निश्चित समय तक विकसित होता है। यह समय लगभग 240 से 260 दिनों का होता है। इस समय की गणना स्त्री के रजोस्राव के अन्तिम दिन से की जाती है। उसके पश्चात स्त्री के गर्भ से शिशु बाहर आता है। यह प्रक्रिया वंश परम्परा को कायम रखने के लिए जरूरी है। मनुष्य में एक निश्चित उम्र तक ही प्रजनन करने की क्षमता होती है। उसके बाद यह क्षमता समाप्त हो जाती है। प्रजनन क्षमता की प्राप्ति पूर्व किशोरावस्था में प्राप्त हो जाती है। उसके बाद लगभग 45 से 50 वर्ष तक रहती है। यह एक अनुमान है। स्वास्थ्य, जलवायु आदि के अनुसार इसमें परितर्वन भी हो सकते हैं। गर्भ-धारण यौन क्रिया का परिणाम होता है। इसमें नर व मादा के प्रजनन अंगों की महत्त्वपूर्ण भूमिका होती है।

सामान्यतः औरतें माहवारी के न होने को गर्भधारण की सम्भावना से जोड़ती हैं, परन्तु गर्भधारण की प्रारम्भिक स्थिति में अधिकतर महिलाएँ अन्य लक्षण एवं चिन्हों का अनुभव भी करती हैं इनमें शामिल हैं (1) स्तनों में सूजन महसूस करना, ढीलापन या दर्द (2) घबराहट एवं उल्टी जिसे कि पारम्परिक रूप से प्रातःकालीन बीमारी से जोड़ा जाता है। (3) बार-बार मूत्र त्याग (4) थकावट (5) खाने की चीज से जी मितलाना या तीव्र चाहत (6) मूड में उतार चढ़ाव (7) निप्पल के आस-पास का रंग गहरा हो जाना (8) चेहरे के रंग का काला पड़ना।

एक बार माहवारी का न होना सामान्यतः गर्भ धारण का चिन्ह होता है, हालाँकि किसी-किसी महिला को उस समय के आस-पास कुछ रक्त स्राव हो सकता है या धब्बे लग सकते हैं। हाँ, जिस औरत की माहवारी नियमित नहीं रहती उस को यह पता लगने से पहले कि वास्तव में माहवारी नहीं हुई अन्य प्रारम्भिक लक्षणों से पता चल सकता है।

पहले सप्ताह में माँ के शरीर में होने वाले परिवर्तन

1. गर्भाशय (Uterus) में दर्द महसूस हो सकता है, खासकर स्तनपान कराने पर यह दर्द शुरू हो सकता है, क्योंकि इससे गर्भाशय सिकुड़ने लगता है। स्तनों में दर्द भी महसूस हो सकता है।
2. स्तनों का आकार बढ़ जाता है। गर्भधारण करने के दूसरे या तीसरे दिन से आकार बढ़ने लगता है, जो थोड़ा असुविधाजनक हो सकता है। पेट मुलायम लगता है।

3. प्रसव के बाद कुछ सप्ताह बाद तक योनि स्राव होता है। शुरुआत में यह स्राव लाल रंग का होता है। कुछ दिनों बाद रंग भूरा-गुलाबी होता है और धीरे-धीरे यह और भी हल्का होता चला जाता है। इस दौरान सेनिटरी टॉवेल का इस्तेमाल कर सकती हैं।
4. कई महिलाएँ प्रसव के बाद कुछ दिनों तक काफी रुआँसा महसूस करती हैं। ऐसा हार्मोन के स्तर में परिवर्तन के कारण होता है और यह प्रसव के बाद के अवसाद से भिन्न अवस्था है।
5. सामान्य प्रसव के दौरान मांसपेशियों में खिंचाव के कारण पेशाब रोकने में परेशानी हो सकती है। हँसते, खाँसते या छींकते हुए पेशाब छूट जाता है। इसे नित्य-कर्म पर नियंत्रणहीनता (Incontinence) कहा जाता है।
6. प्रसव के बाद माँ के लिए आराम और पौष्टिक भोजन बहुत जरूरी होते हैं। चिकित्सक की सलाह लेकर व कुशल प्रशिक्षक की देखरेख में व्यायाम भी शुरू करना चाहिए।

गर्भवती स्त्री के शरीर में निम्नलिखित आन्तरिक परिवर्तन होता है–

पेट की दीवारों एवं श्रोणि जोड़ों में होने वाले बदलाव (Changes Occur in Stomach walls and Pelvic Joint)

गर्भावस्था के दौरान गर्भाशय का विकास होता है। गर्भाशय के लिए स्थान बनाने में पेट की दीवारें विकसित होकर फैलती जाती हैं। प्रसव के बाद भी कुछ सीमा तक यह फैली ही रह जाती हैं। इस प्रयत्न में त्वचा के लचीले तन्तुओं के फट जाने से पेट पर लम्बे धारीदार निशान पड़ जाते हैं। इस अवस्था में श्रोणि जोड़ों के स्नायु ढीले एवं नरम हो जाते हैं। गर्भावस्था में इन जोड़ों की गतिशीलता में वृद्धि भी देखने को मिलता है।

पेशी–कंकाल में होने वाले बदलाव

गर्भावस्था में ऐच्छिक माँसपेशियों का स्वरक कम हो जाता है। इससे कभी-कभी कंधे की मेखला का नीचे उतरना भी सम्भव है। इसका प्रभाव श्वसन संस्थान पर भी होता है। बढ़ते हुए गर्भाशय के फलस्वरूप गर्भावस्था में शरीर का संतुलन बनाए रखने में कठिनाई होती है। इससे पीठ में दर्द होने लगता है। उदर की पेशियों के अधिक फैलने से उनमें ढीलापन आ जाता है। इसका प्रभाव गुदाद्वार के आस-पास की रक्त नलिकाओं पर भी देखा जाता है।

बढ़ता हुआ गर्भाशय (बच्चेदानी)

पहले तीन महीनों में गर्भाशय की वृद्धि केवल श्रोणी (पेड़ू) तक ही सीमित होती है। सिर्फ आन्तरिक जाँच से ही इसका पता चल सकता है। छठे से आठवें हफ्ते में गर्भस्थ गर्भाशय की साफ पहचान की जा सकती है। यह मुलायम और बड़ा हो जाता है। गर्भावस्था वाले गर्भाशय में गर्भाशय ग्रीवा मुलायम होता है। पहले तीन महीनों (बारह हफ्तों) के बाद गर्भाशय श्रोणी के (जघन हड्डी) के ऊपर की ओर बढ़ने लगता है। चौथे महीने में पेट में मुलायम बच्चेदानी महसूस की जा सकती है। गर्भाशय की वृद्धि लगातार होती रहती है। गर्भाशय के आकार के हिसाब से हम गर्भकाल का पता लगा सकते हैं। छठे महीने तक गर्भाशय नाभि तक पहुँच जाता है। नौवें महीने तक यह छाती के तल तक पहुँचता है।

श्वसन क्रियाओं में बदलाव (Changes in Breathing Activities)

गर्भावस्था में ऑक्सीजन का उपभोग 10-32 प्रति मिनट तक बढ़ जाता है। इससे श्वसन क्रिया में उथलापन आ जाता है। जैसे-जैसे गर्भावस्था का समय बढ़ता जाता है वैसे-वैसे श्वसन क्रिया का उथलापन भी बढ़ता जाता है। इस अवस्था में मध्यपेट की क्रिया में बाधा पड़ने से श्वसन का कार्य छाती तक ही सीमित रहता है। परिणाम स्वरूप उदर की पेशियाँ श्वसन क्रिया में सक्रिय भाग नहीं ले पाती हैं। इस उथले श्वास का कारण रक्त प्रवाह में विद्यमान प्रोजेस्टीरोन भी हो सकता है।

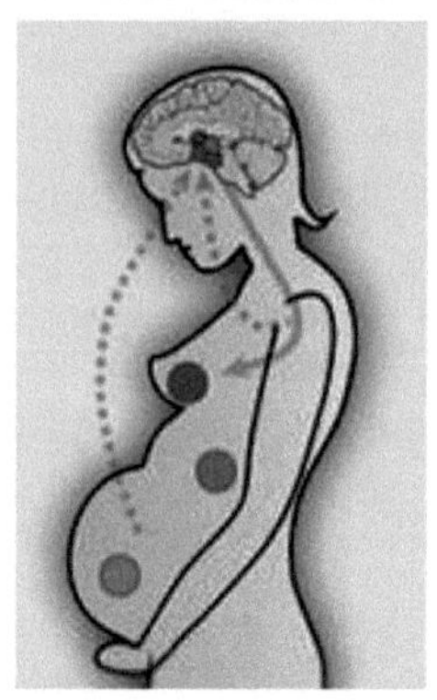

इन परिवर्तनों के अतिरिक्त पितरंजक तथा कोलेस्टोरोल अधिक निर्मित होने लगते हैं और यकृत को अधिक कार्य करना पड़ता है। इस अवस्था में भ्रूण के यकृत में लोहे का संग्रह अधिक होता है।

गर्भाशय, ग्रीवा एवं योनिमार्ग में बदलाव (Changes in Uterus, Cervix and Vaginal Opening)

गर्भावस्था में हार्मोन्स का प्रभाव प्रजनन मार्ग के तन्तुओं पर ज्यादा पड़ता है। गर्भावस्था के पेशीय तन्तु, पूर्व स्थिति की अपेक्षा गर्भावधि में लम्बाई में 15 गुना बढ़ जाते हैं। गर्भाशय का भार 50 ग्राम से 950 ग्राम तक बढ़ जाता है। दूसरे माह के अन्त तक गर्भाशय का आकार नाशपाती के जैसा ऊपर से विस्तृत एवं नीचे सामान्य हो जाता है। आठवें सप्ताह तक इसका व्यास 2 इंच, बारहवें सप्ताह तक 3.5 से 4 इंच और सोलहवें सप्ताह तक 6 इंच बढ़ जाता है। गर्भाशय का अग्रभाग 24 वें सप्ताह तक नाभि के ऊपर तक पहुँच जाता है। गर्भावस्था के अन्तिम माह में गर्भाशय अपनी उच्चतम सीमा पर पहुँच कर निचली पसलियों तक पहुँच जाता है। इसी अन्तिम मास में गर्भाशय का अग्रभाग पुनः नीचे की ओर गिरता है। गर्भाशय अब एक श्रोणि अंग न रहकर एक बड़ी माँसपेशीय थैली का आकार ले लेता है, जिसमें भ्रूण, अपरा, उल्व तरल आदि को शरण प्राप्त होती है। इसके आकार में परिवर्तन के मुख्य कारण प्रत्येक पेशीय तन्तु की गुणन क्रिया, प्रत्येक तन्तु के आकार में वृद्धि, अधिक फैलाव और गर्भाशयी रक्त नलिकाओं के आकार में बहुत अधिक वृद्धि आदि है। अधिक प्रसरण से गर्भाशयी दीवारों की पेशियाँ पतनी पेशी को ऊपर की तरफ धकेलता है। गर्भिणी के सीधे खड़े होने पर भारी गर्भाशय का निम्न महाशिरा पर दबाव पड़ता है जिससे रक्त प्रवाह में बाधा आती है। पेशियों के आकार का बढ़ना ईस्ट्रोजन और प्रोजेस्टीरोन के कारण होता है।

गर्भाशयी पेशियों के तीन मुख्य स्तर होते हैं–(क) बाह्य पेशीय आवरण (ख) आंतरिक स्तर पेशी जाल (ग) इन दोनों के मध्य से रक्त नलिकाएँ विभिन्न दिशाओं से प्रवेश करती हैं। गर्भावधि में सामान्य रूप से विशेष प्रकार का पेशीय संकुचन पाया जाता है। जिसकी गति पहले अनियमित होती है लेकिन बाद में नियमित हो जाती है। इस संकुचन का कारण एक विशेष प्रकार का हार्मोन होता है। यह हार्मोन सामान्यतः पेशीय कोशों में पाया जाता है। इसकी साँद्रता के बढ़ने से अस्थि पेशियों की यांत्रिक संकुचन की क्रियाएँ बढ़ जाती है एवं रक्त प्रवाह की मात्रा भी बढ़ जाती है।

कुछ गर्भाशयी परिवर्तन भी होते हैं जैसे–पतनिका का विकास, माँसपेशी स्तर की वृद्धि, नलिकाओं का फैलाव, ग्रीवा का नरम होना आदि। गर्भाशयी अन्तः स्तर की वृद्धि का कारण हार्मोन उत्तेजन के अतिरिक्त पेशियों का फैलना भी है जिससे वृद्धि के लिए उत्तेजना मिलती है। प्रथम कुछ सप्ताहों में संयोजन तन्तुओं एवं पेशियों के ऊतकों में सक्रिय समसूत्री कोष विभाजन होता है। इससे गर्भाशय का आकार अति शीघ्र बढ़ता है। अन्तिम सप्ताहों में गर्भाशय का आकार कोश विभाजन से न होकर प्रत्येक कोश के आकार के बढ़ने से बढ़ता है। सम्पूर्ण गर्भावधि में विशेष प्रकार के गर्भाशयी संकुचन पाए जाते हैं जो प्रसव के संकुचन से मिलते जुलते हैं लेकिन ये पूर्णतः अनैच्छिक एवं पीड़ारहित होते हैं।

गर्भाशय की अपेक्षा ग्रीवा का आकार कम बढ़ता है। ग्रीवा के मार्ग की ग्रन्थियों का आकार बढ़ता है, ग्रीवा नरम हो जाती है और हल्के नीले रंग की दिखाई देती है। ग्रन्थियाँ श्लेष्मा से भर जाती है। जिसको श्लेष्मा डॉट भी कहते हैं। ग्रीवा के नीले रंग का कारण शिराओं का घनापन होता है। रक्त नलिकाओं का जाल बढ़ जाता है और कुछ सीमा तक ग्रीवा में सूजन भी आ जाती है।

ग्रीवा के मार्ग में पाए जाने वाले स्तम्भाकार उपकला तन्तु ग्रीवा की सूजन के परिणाम स्वरूप योनि के स्राव से सरलता से प्रभावित हो जाते हैं। ग्रीवा के परिवर्तन का प्रमुख कारण ईस्ट्रोजन है जो कि ग्रीवा के संयोजक तन्तुओं को अधिक आर्द्रता ग्राही बनाकर, जोड़ने वाले अम्लीय म्यूकोपॉली सैक्रेइड को ढीला बनाते हैं। इससे प्रसव के समय ग्रीवा सरलता से विस्फारित हो जाती है।

योनिमार्ग की श्लेष्मिक झिल्ली अधिक मोटी होती है एवं पेशियाँ भी बढ़ जाती है। ईस्ट्रोजन के कारण इनमें भी परिवर्तन होते हैं। गर्भावस्था में योनि मार्ग का रंग भी हल्का नीला हो जाता है और योनि की दीवारें ढीली एवं नरम हो जाती है। स्राव की प्रतिक्रिया अम्लीय होती है जो संक्रमण की सम्भावनाओं को कम करता है। योनि मार्ग की शिराएँ कुछ शरीर वैज्ञानिक कारणों से अधिक फूल जाती है।

स्तनों में होने वाले बदलाव (Changes in Breast)

गर्भावस्था में स्तनों की ग्रन्थियों का आकार बढ़ जाता है जो संयोजक तन्तुओं के जाल को प्रभावित करता है। स्तनों की सतह की पालिका तनावपूर्ण हो जाती है। इस अवस्था में स्तनों पर कुछ गाँठें दिखाई देती हैं लेकिन स्पर्श करने पर नरम लगते हैं। चुचुक तथा उसके आस-पास का भाग गहरे काले रंग का हो जाता है और अब चुचुकों को दबाने से साफ पीले रंग का स्राव निकलता है। इन पर 10 से 20 तक छोटी वर्णरहित ग्रन्थिकाएँ उत्पन्न हो जाती है। यह वसामय ग्रन्थियों की बहुत अधिक वृद्धि के कारण उत्पन्न होते हैं। स्तनों में रक्त नलिकाओं की शाखाओं प्रशाखाओं में भी वृद्धि होती हैं और शिराएँ विस्फारित हो जाती है। इससे स्तनों पर धारियाँ दिखाई देने लगती हैं। उपयुक्त परिवर्तन अग्रपीयूष ग्रन्थियों से निकलने वाले प्रोलेक्टीन के उद्दीपन के परिणामस्वरूप दिखाई देते हैं। ईस्ट्रोजन के कारण चुचुकों का दृढ़ होना, सक्रियता आदि लक्षण उत्पन्न होते हैं। स्तनों की सतह पर होने वाली सूजन के कारण गर्भवती को कभी-कभी पीड़ा और चुभने जैसा अनुभव होता है।

इस अवस्था में प्रत्येक स्तन का आयतन, सामान्य स्थिति के आयतन से लगभग एक तिहाई तक बढ़ जाता है। चुचुकों से होने वाला साफ पीले रंग का स्राव बारहवें सप्ताह से शुरू होने लगता है। इसको कोलेस्ट्रम कहते हैं। इसमें वसा, जल, आल्ब्यूमिन, लवण तथा कोलोस्ट्रम के कोश पाए जाते हैं। इस अवस्था में चुचुकों का क्षेत्रफल भी बढ़ जाता है तथा अधिक अच्छायी या ऊर्ध्वशोषी होता है।

स्तनों में होने वाले बदलाव

गर्भावस्था की आरम्भिक अवस्था से ही स्तन बढ़ने लगते हैं। सबसे पहले भारीपन लगता है। फिर निपल के पास की गुलाबी त्वचा काली पड़ने लगती है। ये सारे बदलाव ऐस्ट्रोजन के कारण होते हैं। महिला खुद स्तनों के बदलावों को महसूस कर सकती है।

बाद की गर्भ की तुलना में स्तनों में बदलाव पहली गर्भ में ज्यादा स्पष्ट होते हैं। पहली गर्भावस्था के दौरान इनके आकार में जो वृद्धि हुई होती है उसमें से थोड़ी वैसी ही बनी रहती है। यहाँ तक की निपल का रंग भी वैसा ही बना रहता है।

हार्मोन्स स्राव में बदलाव (Changes in Hormones)

अपरा के हार्मोन पतनिका का भरण पोषण करते हैं, प्रजनन अंगों की कोशिकाओं की मात्रा बढ़ाते हैं तथा स्तनों की ग्रन्थि के कोशों के कम प्रसरण को भी बढ़ाते हैं। गर्भावस्था में ACTH, थाइरोट्रोपिन की क्रियाशीलता बढ़ जाती है तथा अधिवृक्क ग्रन्थियों से स्रावित कार्टिकोस्टीरोन हार्मोन की मात्रा बढ़ जाती है जिससे पेट पर निशान बढ़ जाते हैं। इस अवस्था में उच्च रक्तचाप, मूत्र में ग्लूकोज की मात्रा भी बढ़ जाती है। हार्मोन के कारण वजन भी बढ़ सकता है। गर्भावस्था में थाइराइड का आकार बढ़ जाता है जो मुख्यतः कलिन के निक्षेपण के कारण होता है। इसके अतिरिक्त गर्भावस्था में आयोडिन का निष्कासन गुर्दों के द्वारा अधिक मात्रा में होता है। परिणामस्वरूप रक्तवारी में आयोडिन की मात्रा कम हो जाती है।

उपापचय की क्रिया में होने वाले बदलाव (Changes Occur in Activity of Metabolism)

गर्भावस्था में भ्रूण द्वारा अधिक पोषण एवं ऑक्सीजन की माँग, गर्भाशय की वृद्धि एवं विकास तथा स्तनपान कराने के लिए आवश्यक तैयारी के कारण माता की अपचयात्मक एवं पोषक माँगों में वृद्धि होती है। पाचन प्रणाली की माँसपेशियाँ ढीली पड़ जाती हैं जिससे गर्भावस्था में कई कठिनाइयाँ उत्पन्न हो जाती हैं। आमाशयिक स्राव का कम हो जाना तथा आहार का आमाशय में अधिक देर पड़े रहना इनमें प्रमुख हैं। प्रसव के पहले तो 48 घंटे तक आहार आमाशय में पड़ा रहता है। आँतों की धीमी गति के कारण अवशोषण पर अच्छा प्रभाव पड़ता है लेकिन कब्ज होने की सम्भावना बनी रहती है। गर्भावस्था के प्रारम्भिक सप्ताहों में रक्त में जरायुजन्य ग्रोनेडोट्रोपिन की उपस्थिति के कारण, मनोवैज्ञानिक भी हो सकता है। लेकिन अधिक वमन की मात्रा एवं गति नाड़ी दौर्बल्य के कारण होती है। गर्भावस्था के 14 वें सप्ताह के बाद भूख अच्छी लगती है। प्रोजेस्टीरोन के मुलायम पेशियों पर विमोचन प्रभाव के कारण आँतों की पेशियों में शिथिलता आ जाती है। आमाशय की कार्डियक संवरणी के ढीली होने से छाती में जलन अनुभव होती है।

गर्भवती स्त्री का वजन सामान्य की अपेक्षा अधिक हो जाता है। वजन में 7 से 17 किग्रा. की वृद्धि तक हो सकती है। इसका कारण है, भ्रूण का 3.5 किग्रा अपरा का 0.5, उल्व तरल 0.5 किग्रा गर्भाशय का 1 किग्रा. स्तनों का वजन 1 किग्रा बढ़ना। इस प्रकार कुल वजन में 6.5 किग्रा. वृद्धि हो जाती है। अन्य शारीरिक तन्तुओं की वृद्धि से वजन में 5.5 किग्रा तक वृद्धि हो जाती है। तरल

पदार्थों के एकत्रित होने से 1.5 किग्रा. तथा शारीरिक वसा एवं प्रोटीन की वृद्धि से भी वजन पर प्रभाव पड़ता है। अपरा के हार्मोन्स से भी वजन में वृद्धि होना सम्भव है।

गर्भावस्था में आधारीय उपापचयन (BMR) 10 से 25% तक बढ़ जाता है। मूत्र में ग्लूकोज की मात्रा बढ़ती है लेकिन रक्त में ग्लूकोज की मात्रा सामान्य बनी रहती है क्योंकि वृक्कीय नलिकाओं द्वारा ग्लूकोज का पुनः शोषण नहीं हो पाता है। प्रोटीन की माँग, भ्रूण की वृद्धि, अपरा, गर्भाशय तथा स्तनों के विकास के कारण बढ़ जाती है।

गर्भावस्था के बढ़ने के साथ-साथ आमाशय की स्थिति बदलकर अधिक क्षैतिज बनने लगती है। महाप्राचीरा पेशी पर दबाव पड़ने से कार्डियक संवरणी की क्षमता कम हो जाती है जिससे अम्ल युक्त आहार पुनः भोजन नली से मुँह तक आ जाता है। अम्ल के कारण छाती में जलन महसूस होती है। लेकिन आमाशयिक रस में सामान्य रूप से अम्लीयता कम हो जाती है। बड़ी आँतों द्वारा पानी का पुनः अवशोषण बढ़ जाता है और आँतों की पेशियों की क्रियाशीलता अथवा गतिशीलता कम हो जाती है। जिससे गर्भावस्था में कब्ज होना एक साधारण सी बात हो जाती है।

गर्भ के प्रारम्भिक दिनों में घबराहट और उल्टी

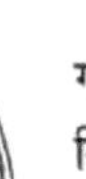

गर्भ की प्रारम्भिक स्थिति से सम्बधित घबराहट और उल्टी दिन और रात में किसी भी समय हो सकती है।

गर्भ सम्बन्धित घबराहट और उल्टी से कैसे निपटना चाहिए?

मितली को रोकने एवं सहज करने के लिए कुछ निम्नलिखित टिप्स की आजमायें (1) थोड़ी-थोड़ी देर के बाद थोड़ा-थोड़ा खायें, दिन में तीन बार मुख्य भोजन लेने की अपेक्षा इसे थोड़ा-थोड़ा कर 6-8 बार ले लें। (2) मोटापा बढ़ाने वाले तले हुए और मिर्ची वाले पदार्थ न लें। (3) जब जी मितलाये तब स्टार्च वाली चीजें खायें जैसे रस्क या टोस्ट। अपने बिस्तर के पास ही कुछ ऐसी चीजें रख लें ताकि सुबह बिस्तर से उठने से पहले खा सकें। अगर अधिक रात को जी मितलाये तो उन चीजों को लें (4) बिस्तर से धीरे-धीरे उठें। (5) घबराहट होने पर नींबू चूसने का प्रयास करें।

मितली के लिए क्या डॉक्टर से परामर्श लेना चाहिए?

यदि आपको लगे कि उल्टी बहुत ज्यादा हो रही है तो डॉक्टर से सलाह लेनी चाहिए। अत्यधिक उल्टी से शरीर के अन्दर का पानी खत्म हो सकता है, ऐसी स्थिति में अस्पताल में भर्ती करने की जरूरत पड़ सकती है।

रक्त परिसंचरण में होने वाले बदलाव (Changes Occur in Blood Circulation)

गर्भावस्था में रक्त की मात्रा 30% तक बढ़ जाती है। हृदय की क्रिया में भी वृद्धि होती है। रक्त के कणों की अपेक्षा रक्तवारी का आयाम बढ़ जाता है। कुल हिमोग्लोबिन की मात्रा में अधिकता पाई जाती है लेकिन शरीर में रक्त अल्पता की स्थिति उत्पन्न हो जाती है। अतः अतिरिक्त लोहा (आयरन) साँद्र रूप से लेना चाहिए। गर्भावस्था में स्वेत रक्त कणों की संख्या में भी वृद्धि होती

है। लेकिन रक्त में कैल्शियम की मात्रा कम हो जाती है। फाईबिनोजन, बिम्बाणु की वृद्धि होती है। रक्त चाप प्रकुंचन 110 से 120 रहता है तथा अनुशिथिलन 65 से 80 रहता है। यदि यह रक्तचाप 140/90 तक पहुँच जाता है तो पूर्व गर्भाक्षेपक की स्थिति उत्पन्न हो जाती है। 200-250 के बाद वाली स्थिति को गर्भाक्षेपक कहते हैं। रक्तचाप का बढ़ना 30 वें सप्ताह के बाद ही सामान्यतः होता है। टाँगों की शिराएँ फूल जाती है। क्योंकि बढ़ते हुए गर्भाशय का दवाब इन पर पड़ता है। अतः शिराओं का प्रसरण होने की सम्भावना रहती है। नाड़ी की गति भी कुछ सीमा तक बढ़ जाती है क्योंकि हृदय की क्रियाशीलता में वृद्धि होती है। इस समय नाड़ी की गति लगभग प्रति मिनट 78 बार होती है। गुर्दों की ओर रक्त का प्रवाह बढ़ता है तथा त्वचा के नीचे पाई जाने वाली कोशिकाएँ अधिक फूल जाती हैं जिससे हाथ-पैर गर्म रहते हैं।

मूत्र नलिकाओं में होने वाले बदलाव (Changes Occur in Uretus)

गर्भावस्था में गुर्दों की तरफ अधिक रक्त प्रवाहित होने लगता है जिससे कोशिका गुच्छ के या निस्पंदन फिल्टरन की गति 50% तक बढ़ जाती है और अधिक यूरिया या यूरिक अम्ल का निष्कासन होने लगता है। इसके अलावा इस अवस्था में ग्लूकोज के पुनः अवशोषण की गति कम हो जाती है जिससे मूत्र में यदि ग्लूकोज की उपस्थिति हो तो इसको कोई असामान्य बात नहीं माननी चाहिए। मूत्र नलिकाओं की पेशियों के तन्तु प्रोजस्टीरोन के कारण इस अवस्था में फूल जाते हैं परिणामस्वरूप मूत्रवाहिनी के ढीले होने और वक्र होने का भय रहता है। सामान्य रूप से 11% गर्भवती स्त्रियाँ एक विशेष प्रकार के अण्डाणु को विसर्जित करती हैं जिनमें तीव्र संक्रमण होने की सम्भावना होती है।

मूत्र त्याग करने की संख्या में वृद्धि लगभग 12 सप्ताह तक हो जाती है। इसका मूल कारण, बढ़ते हुए गर्भाशय का भार मूत्राशय पर पड़ना है।

गर्भावस्था में बार-बार मूत्र त्याग की जरूरत क्यों पड़ती है?

गर्भ की प्रारंभिक स्थिति में बढ़ते हुए गर्भाशय से ब्लैडर दबता है। इसी से बार-बार मूत्रत्याग करना पड़ता है।

त्वचा के कार्यों में होने वाले बदलाव (Changes Occur in Skin Activities)

गर्भावस्था में स्वेद ग्रन्थियों एवं वसामय ग्रन्थियों की क्रियाशीलता बढ़ जाती है। इसके अलावा गर्भावस्था में शरीर के कुछ भागों पर, जैसे–मुँह में, गालों पर, नाक पर, चूचुक के आस-पास तथा माथे पर, भूरे रंग की वर्णकता और वर्णकण हो जाते है। इसका मूल कारण होता है एक विशेष प्रकार का हार्मोन जो कि रक्त में प्रवाहित होता रहता है। गर्भावस्था में रक्त में अधिवृक्क ग्रन्थियों के रस के अधिक प्रवाह के फलस्वरूप त्वचा का लचीला स्तर अलग हो जाता है और पेट की त्वचा का तनन यांत्रिक क्रिया से हो जाता है। सामान्य रूप से यह तनन नाभि के नीचे की ओर ज्यादा होता है। जाँघों पर भी त्वचा का तनन देखा जा सकता है। त्वचा के तनन के ये निशान 5 से 6 सेमी लम्बे तथा 0.5 सेमी चौड़े होते हैं। प्रारम्भिक अवस्था में ये निशान गुलाबी रंग के होते हैं लेकिन बाद में फीके होकर रेशामय हो जाते हैं। ये प्रसव के बाद भी बने रहते हैं।

नाड़ी संस्थान में होने वाले बदलाव

सामान्य रूप से गर्भावस्था में स्वभाव में चिड़चिड़ापन आ जाता है, नींद कम आती है, आलस्य छाया रहता है। इस अवस्था में असामान्य इच्छाएँ जैसे विशेष पदार्थों को खाने की इच्छा आदि उत्पन्न होती रहती है। परिणामस्वरूप चिन्तातुर रहने और भय के कारण, गर्भिणी के तन में कम्पन, अधिक पसीने का स्राव, सिरदर्द, हृदय की गति का बढ़ना, रक्तचाप का बढ़ना, उल्टी (वमन) आना, मुँह का सूखा-सूखा रहना, सामान्य से अधिक बार मल-मूत्र का त्याग करना और नींद का कम आना आदि लक्षण देखे जाते हैं। कभी-कभी तो गर्भावस्था में जीवन के प्रति निराशा, एकाग्रता का अभाव और आत्महत्या करने तक का भाव गर्भवती स्त्री के मन में पैदा होते हैं।

गर्भ की दूसरी ट्रिमस्टर के लक्षण एवं चिन्ह

दूसरी स्थिति में (1) मित्तली और थकावट कम हो जाती है। (2) पेट बढ़ जाता है (3) वजन बढ़ता है (4) पीठ दर्द (5) पेट पर फैलाव के निशान (6) चेहरे का रंग बदलना।

गर्भ धारण की तीसरी ट्रिमस्टर के लक्षण एवं चिन्ह

तीसरी स्थिति में निम्नलिखित लक्षण एवं चिन्ह उभरते हैं–(1) बच्चे के बढ़ने से दबाव के कारण श्वास लेने में कठिनाई बढ़ जाती है। (2) जल्दी-जल्दी मूत्र त्याग (3) छाती में जलन वाली दर्द (4) कब्ज (5) सूजे हुए ढीले स्तन (6) अनिद्रा (5) पेट में मरोड़।

आम शिकायतें

सुबह वाली मितली

गर्भावस्था में सुबह होने वाली तकलीफ हार्मोनों के कारण होती है और यह तीसरे से चौथे महीने तक आते-आते ठीक हो जाती है। सुबह-सुबह कुछ सूखा (जैसे बिस्कुट या रोटी) खा लेने से मितली में राहत मिलती है। कई बार में थोड़ा-थोड़ा खाने से पेट की तकलीफ से बचा जा सकता है। अगर इन उपायों से काम न चले तो सूतशेखर गोली दें। अगर इससे भी फायदा न हो तो डॉक्टर की मदद लें।

घरेलु इलाज–एक चम्मच चीनी डालकर अनार का रस लें। एक मुट्ठी मुरमुरे को एक लीटर उबले हुए पानी में डालें और इसे ठण्डा होने दें। इसमें स्वादानुसार नमक व चीनी मिलाएँ और इस मिश्रण को हर 2-3 घण्टों में घूँट-घूँट पिएँ। इससे सुबह होने वाली तकलीफ में आराम मिलता है।

होमियोपैथी–कालकारिआ कार्ब, फैरम फोस,लायकोपोडिअम, नॅट मूर, नक्स वोमिका, फॉस्फोरस, पलसेटिला, सेपिआ, सिलिसिआ और सल्फर में से कोई एक दवा चुन लें। आप फैरम फोस, काल फोस, काली सल्फ और सिलिका में से एक दवा भी चुन सकते हैं।

अम्लता

आमाशय में जलन या अम्लता भी गर्भावस्था की एक आम शिकायत है। यह शिकायत आखिरी तीन महीनों में सबसे ज्यादा होती है क्योंकि इस समय तक बढ़ता हुआ गर्भाशय आमाशय को दबाने लगता है।

एक कप सादा दूध या हल्का खाना खाने से जलन में आराम मिल सकता है। दूध पीने के तुरन्त बाद लेटें नहीं। लेटते समय सिर को थोड़ा उँचा उठाकर रखें ताकि खाना वापस ग्रासनली (हलक) में वापस न जाए। अगर इन तरीकों से फायदा न हो तो आप एंटी एसिड गोलियों का इस्तेमाल कर सकते हैं। गर्भवती महिला को मिर्च और मसाले कम खाने चाहिए।

बार-बार पेशाब जाने की इच्छा होना

पहले तीन महीनों में गर्भाशय द्वारा मूत्राशय (पेशाब की थैली) को दबाने के कारण बार-बार पेशाब जाने की इच्छा होती है। यह शिकायत आमतौर पर अपने आप ठीक हो जाती है क्योंकि बच्चेदानी बढ़कर श्रोणी से उपर उभरती है। इससे मूत्राशय को पर्याप्त स्थान मिलता है।

पेशाब रुक जाना

पहले 2 से 3 महीनों में भारी बच्चेदानी द्वारा मूत्रमार्ग को दबाने से पेशाब रुक जाती है। ऐसे में जलन और मूत्रमार्ग का संक्रमण होने की सम्भावना होती है। यह शिकायत भी अपने आप तीसरे से चौथे महीने में ठीक हो जाती है। कुछ मामलों में रबर की मूत्रनली (कॅथेटर) लगाने की जरूरत पड़ सकती है। इसके लिए थोड़े से प्रशिक्षण और अनुभव की जरूरत होती है। इसमें पूरी सफाई की जरूरत होती है ताकि संक्रमण न हो जाए। कभी-कभी अस्पताल में दाखिल किए जाने की भी जरूरत होती है।

कब्ज

भारी बच्चेदानी से गुदा के दब जाने के कारण कभी-कभी कब्ज संभव है। ज्यादा देर पेट के अन्दर रहने के कारण मल सूखकर कड़ा हो जाता है। हार्मोनों के प्रभाव के कारण आंतों के संचलन में कमी आने के कारण यह होता है। इस तकलीफ को दूर करने के लिये खूब सारी सब्जियाँ खाएँ। इससे मल की मात्रा बढ़ेगी। अधिक पानी पियें। विरेचक दवाओं के इस्तेमाल से बचें क्योंकि इनसे गर्भपात होने का खतरा होता है। इसबगोल और द्रवीय पैराफीन सौम्य होने के कारण आमतौर पर उपयोगी रहते हैं।

गर्भ के दौरान कब्ज से छुटकारा

कुछ गर्भवती महिलाओं का अर्धांश इस कब्ज से पीड़ित रहता है। कुछ सामान्य उपचार के साधन हैं। (1) 1-2 गिलास जूस सहित कम-से-कम 8 गिलास पानी पियें।(2) अपने भोजन में अनाज, कच्चे फल और सब्जियों की मात्रा अधिक करें उन में फाइबर अधिक हो (3) हर रोज व्यायाम करें-सैर करना व्यायाम की अच्छी शैली है। व्यायाम एवं अच्छी शारीरिक स्थिति व्यक्ति को उसका पेट साफ रखने में मदद देती है। (4) अगर कब्ज बार-बार होने लगे तो डॉक्टर की सलाह से कोई कब्ज निवारक दवा दें।

मसूड़े सूजना

गर्भवती महिलाओं में यह हार्मोनों से होता है। इसके लिए किसी भी इलाज की जरूरत नहीं है। यह बच्चे के जन्म के बाद अपने आप ठीक हो जाता है। गर्भावस्था में सारे समय मुँह की सफाई का ध्यान रखें। दिन में दो बार दंतमंजन करे, कम-से-कम एक बार गुनगुने नमक पानी से कुल्ला करें। (एक कप पानी में एक छोटी चम्मच नमक)

उभरी हुई शिराएँ और बवासीर

बढ़ा हुआ गर्भाशय पेट की मुख्य शिराओं पर दबाव डालता है। इसलिए पैर की शिराएँ सूज जाती हैं। बवासीर भी इसी कारण से होता है। शिराओं का सूजना भी एक अस्थाई तकलीफ है। इसके लिए किसी भी इलाज की जरूरत नहीं होती। लेटते समय पैरों के तले तकिया लगाकर थोड़ा उठाकर रखने से शिराएँ खाली हो जाती हैं और चैन पड़ जाता है। अगर बवासीर ज्यादा तकलीफ देता हो तो खाने में घी-तेल की मात्रा बढ़ा दें।

गर्भ के दौरान मसूड़ों का सूजना या उनसे रक्त आना

कुछ गर्भवती महिलाओं का अर्धाश इस कब्ज से पीड़ित रहता है। कुछ सामान्य उपचार के साधन हैं। (1) 1-2 गिलास जूस सहित कम से कम 8 गिलास पानी पियें। (2) अपने भोजन में अनाज, कच्चे फल और सब्जियों की मात्रा अधिक करें उन में फाइबर अधिक हो (3) हर रोज व्यायाम करें-सैर करना व्यायाम की अच्छी शैली है। व्यायाम एवं अच्छी शारीरिक स्थिति व्यक्ति को उसका पेट साफ रखने में मदद देती है। (4) अगर कब्ज बार बार होने लगे तो डॉक्टर की सलाह से कोई कब्ज निवारक दवा दें।

पीठदर्द

पेट में बढ़ते बच्चे के हड्डी बनने के लिए माँ के खून से कैल्शियम जाता है, अगर खून में यह पर्याप्त न हो, तो इस माँ के हड्डियों से निकाला जाता है। कैल्शियम की कमी से हड्डियों में से कैल्शियम निकल जाता है। गर्भावस्था के दौरान या उसके बाद पीठ का दर्द इसी कारण से होता है। रोज के भोजन में बहुत ज्यादा कैल्शियम नहीं होता। इसलिए आहार में दूध, मटर, हड्डी समेत माँस मछली, आदि शामिल करने चाहिए क्योकि इनमें काफी कैल्शियम होता है। इसके अलावा भी प्रतिदिन कैल्शियम गोली लेने की जरूरत पडती है।

बच्चे के जन्म से छः महीने पहले से छः महीने बाद तक माँ को कैल्शियम की गोली लेना जरूरी है। ऐसा इसलिए क्योंकि बच्चे की हड्डियों के बनने के लिए भी कैल्शियम की जरूरत होती है।

योनि से सफेद पानी (प्रदर)

योनि में से सफेद पानी निकलना गर्भावस्था में बढ़ जाता है। इसके लिए तब तक किसी इलाज की जरूरत नहीं होती जब तक यह योनि संक्रमण या योनि की कोई और बीमारी न हो। योनि में संक्रमण होने पर साथ में खुजली और जलन भी होगी।

पेशाब के रास्ते में संक्रमण

पहले तीन महीनों में गर्भाशय द्वारा मूत्रमार्ग को दबाने से पेशाब रुक जाता है। इससे संक्रमण होने का खतरा होता है। गर्भवती महिला को सलाह दें कि वो जितनी ज्यादा बार हो सके पेशाब करे। संक्रमण से जलन होती है। ज्यादा पानी पीने से आमतौर पर यह जलन ठीक हो जाती है। सोडे का पानी पीने से भी फायदा होता है। यह पेशाब के अम्लीयता को कम कर देता है। अगर बुखार है तो यह संक्रमण का लक्षण है। इसके लिए ऐमोक्सीस्लीन से इलाज किया जाना चाहिए। पेशाब में संक्रमण होने से समय से पहले प्रसव होने का डर रहता है।

अन्त में....

हमें विश्वास है कि प्रस्तुत पुस्तक में आपको अपनी संपूर्ण जिज्ञासाओं का समाधान मिल गया होगा। इससे संबंधित अन्य जानकारी के लिए आप हमारे यहाँ से इस विषय पर प्रकाशित कोई दूसरी पुस्तक लेकर अपने ज्ञान में वृद्धि कर सकते हैं।

9 789350 576557

Printed by Libri Plureos GmbH in Hamburg, Germany